Meysam Ebrahimi
Omid Farahani
Nahid Kabiri

Cancro da mama: Tratamento e prevenção

Meysam Ebrahimi
Omid Farahani
Nahid Kabiri

Cancro da mama: Tratamento e prevenção

Prevenir é melhor do que remediar: Cancro da mama

ScienciaScripts

Imprint

Any brand names and product names mentioned in this book are subject to trademark, brand or patent protection and are trademarks or registered trademarks of their respective holders. The use of brand names, product names, common names, trade names, product descriptions etc. even without a particular marking in this work is in no way to be construed to mean that such names may be regarded as unrestricted in respect of trademark and brand protection legislation and could thus be used by anyone.

Cover image: www.ingimage.com

This book is a translation from the original published under ISBN 978-620-2-01369-7.

Publisher:
Sciencia Scripts
is a trademark of
Dodo Books Indian Ocean Ltd. and OmniScriptum S.R.L publishing group

120 High Road, East Finchley, London, N2 9ED, United Kingdom
Str. Armeneasca 28/1, office 1, Chisinau MD-2012, Republic of Moldova, Europe
Printed at: see last page
ISBN: 978-620-7-67780-1

Conteúdo

Capítulo 1 Cancro da mama

Cancro da mama:

Estado anatómico da mama:

A mama é um tecido glandular deformado. A mama natural é constituída por três tipos principais de tecidos, incluindo fibrose, glandular e adiposo. Antes da menopausa, a fibrose e os tecidos glandulares são uma combinação de constipação, glândulas e tecidos conjuntivos rodeados por uma fina camada de gordura, enquanto que, após a menopausa, os tecidos fibrosos e glandulares diminuem e desenvolve-se o tecido adiposo. Cada uma das mamas tem 15 a 20 lóbulos tuberculosos, que estão ligados por tecido conjuntivo fibroso. Dentro de cada lóbulo existem estruturas mais pequenas, chamadas lóbulos (onde é produzido o leite). Cada lóbulo é o conteúdo dos lóbulos (aglomerados de células segregadas chamadas aréolas, que se abrem para os tubos de transferência de leite). Cada lóbulo é drenado por um ducto. Dois ou três ductos do leite estão ligados uns aos outros, transformam-se no seio lacrimal e, eventualmente, no ducto secretor do leite e abrem-se nos pontos críticos do mamilo. O diâmetro natural do ducto é de 2-1 mm e atinge 4 mm na posição sinusal (1).

A secreção de leite é efectuada pelo tecido glandular periférico. Um total de 25 a 35 ácinos é designado por lóbulo, que se encontra rodeado por um tecido conjuntivo fino. O lóbulo é a unidade de secreção da mama e o total de lóbulos e o ducto terminal relevante são referidos como TDLU, que é a fonte da maioria dos cancros da mama. Cada lóbulo tem cerca de 10,5 mm de diâmetro e, nos casos em que o tecido lipídico intersticial é suficiente, surgem pequenos nódulos na mamografia. O tecido adiposo encontra-se cerca de 1 cm abaixo da camada exterior da pele. O tecido adiposo entre os lóbulos cria a forma e o tamanho da mama. Por isso, o reconhecimento do sistema linfático da mama é importante em termos de diagnóstico e tratamento. Os tumores da mama podem propagar-se através do sistema linfático e atingir todo o corpo e, de facto, o sistema linfático é uma forma de comunicar com os vasos linfáticos. A saída da linfa das criptas é evacuada na axila e, em certa medida, na parte de trás do peito peitoral e, através dela, nas veias. O envolvimento linfático aumenta o risco de metástases à distância. A separação entre os tipos metastáticos e os não metastáticos não é totalmente possível, mas o envolvimento linfático indica a probabilidade de presença de tumor e de metástases e deve ser tratado como uma doença sistemática. A evacuação das veias é feita através da veia axilar, da veia interna de Marie e das veias intervertebrais, que são as três metástases mais importantes do cancro da mama hematogénico (1).

A mama é um órgão ativo, que sofre muitas alterações ao longo da vida. As alterações primárias da mama ocorrem durante a puberdade, a gravidez, a lactação e a menopausa, mas as alterações secundárias são curtas e periódicas e ocorrem durante o período menstrual. Além disso, o crescimento final da mama está relacionado com o período de gravidez. Após o nascimento do bebé, inicia-se a fase de lactação com estimulação natural (sucção) e interrupções de progesterona. Após a interrupção da amamentação, a mama recupera gradualmente a sua forma natural, o que demora cerca de três meses. Uma vez que a amamentação aumenta a densidade radiográfica, recomenda-se que, três meses após a interrupção da amamentação, não se efectue a mamografia. À medida que a idade aumenta, ocorrem alterações na mama, que acabam por conduzir à atrofia. Estas alterações ocorrem de forma independente e dependente das hormonas. Assim, apesar da presença de hormonas, na fase pré-menopáusica, as alterações atróficas começam gradualmente, mas com a interrupção das hormonas na altura da menopausa, estas alterações são dramaticamente visíveis. A atrofia mamária é variável e não uniforme (2).

As secreções lácteas e as partes que as retêm estão ligadas à crista do ligamento, que é um tipo de gordura comprimida sob a pele e, em caso de cancro ou de infeção, estas cristas encurtam e dão origem a dentaduras na pele, o que é um sintoma de cancro da mama.

O processo de atrofia mamária começa na quarta década e a quantidade de gordura no peito aumenta. Após a menopausa, o tecido da glândula atrofia-se gradualmente e é substituído por gordura desde a base até ao mamilo, respetivamente. A maioria dos cancros da mama tem origem no tecido glandular que está associado a alterações anatómicas, desvio do canal natural, sedimentação de partículas finas calcificadas com um diâmetro natural de 500 micrómetros e aparecimento de pequenas e grandes massas. Os cancros da mama começam geralmente no quadrante superior externo da mama e os tumores malignos podem estar ligados à fáscia por baixo da mama ou podem causar dentaduras. O cancro da mama dissemina-se gradualmente e esta disseminação é frequentemente abrangida pelos gânglios linfáticos axilares ou pelos gânglios linfáticos ao longo das artérias mamárias, no interior, atrás do esterno.

A superfície exterior da mama é coberta pela fáscia subcutânea que envia muitas lâminas de fibras para as glândulas de leite para suportar os lóbulos. Os fios fibrosos são afogados desde a fáscia subcutânea até ao mamilo e a auréola à sua volta são colocados tecidos gordos na superfície do leite glandular e entre os lóbulos dos lóbulos glandulares (2).

Nutrição do sangue do peito:

Os seios recebem o seu sangue arterial através de ramos das artérias axilares, das artérias intermédias e das artérias mamárias internas. As veias que saem do seio formam uma rede de veias por baixo do mamilo e depois esta rede é evacuada para as veias mamárias internas e axilares (3).

Nutrição linfática do peito:

Os vasos linfáticos da parte central da mama, a pele da parte central do mamilo e a auréola são evacuados para uma rede vascular na superfície de um grande músculo peitoral. Esta rede de artérias linfáticas dirige-se para o grupo de gânglios linfáticos axilares do peito e para os gânglios linfáticos internos (3).

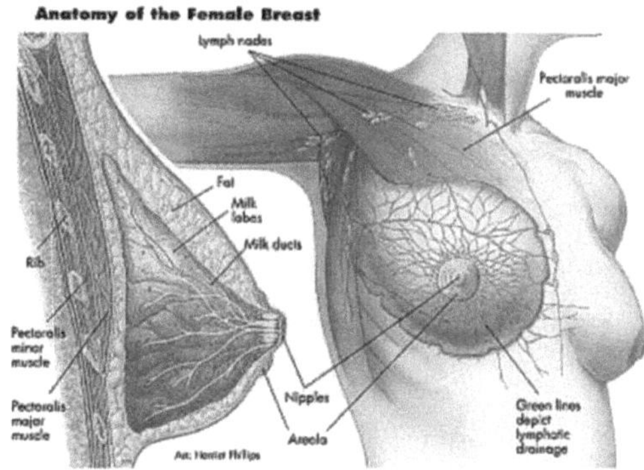

Figura 1: Anatomia da mama

Definição de cancro da mama:

O cancro da mama é causado por alterações celulares que são afectadas por duas teorias: A primeira teoria está relacionada com as células estaminais. As células, que são criadas desde o nascimento e colocadas na mama, sob os efeitos de factores ambientais, transformam-se em células cancerosas num período que pode ir desde a juventude até à velhice. De acordo com esta teoria, podemos imaginar que, se todas as mulheres do mundo viverem para sempre, acabarão por ser infectadas por este cancro. A segunda teoria é a teoria da mutação genética, segundo a qual as células naturais de cada órgão, como a mama, são afectadas por factores ambientais e transformam-se em células cancerosas. No entanto, cada uma destas duas teorias do cancro da mama é conhecida como uma doença relacionada com o gene, que é causada por perturbações que ocorrem no gene da célula, enquanto este cancro não está de todo relacionado com a genética, e apenas até 7% dos casos de cancro da mama são considerados como doenças genéticas. Isto significa que os pais têm um gene específico para o cancro e transmitem-no.

O cancro da mama é uma das doenças mais frequentemente diagnosticadas nas mulheres, e conhecer as informações básicas a este respeito para qualquer mulher, embora não seja infecioso, é necessário devido à prevalência e importância da doença.

O cancro da mama é a causa de morte mais comum nas mulheres com idades compreendidas entre os 35 e os 55 anos. Todos os anos, são diagnosticados um a dois casos de cancro da mama por cada 1.000 mulheres. O tecido mamário situa-se perto dos músculos que rodeiam a mama. O reconhecimento do sistema linfático da mama é importante em termos de diagnóstico e tratamento. Os tumores da mama podem propagar-se através do sistema linfático e atingir todo o corpo. De facto, o sistema linfático é uma forma de ligar a linfa aos vasos. O fornecimento de sangue é efectuado pelos ramos arteriais para as partes central e interna da mama. A mama tem também um sistema nervoso (4-8).

História do cancro da mama:

O cancro da mama é provavelmente uma das formas mais antigas de cancro conhecidas nos seres humanos. A descrição mais antiga de cancro (embora na altura não se usasse o termo cancro) foi descoberta no Egipto. A sua história remonta a quase 1600 a.C. O Papiro de Edwin Smith descreveu oito casos de cancro da mama que foram tratados queimando a ferida com fogo. Os escritos antigos sobre esta doença dizem: Não há cura para ela. Durante séculos, os médicos relataram resultados semelhantes nos seus estudos. No final do século XVII, foi relatada uma associação entre o cancro da mama e os gânglios linfáticos. O cirurgião francês Louis Petit Jean (1750-1674) e o cirurgião escocês Benjamin Bell (1769-1806) foram os primeiros a remover os gânglios linfáticos cancerosos ou saudáveis da mama e do tecido muscular.

* O Papiro de Edwin Smith é um texto médico de cirurgia do Egipto antigo.

Esta ação bem sucedida foi continuada por William Stewart Halsted e foi este o início da cirurgia e da remoção da mama ou de uma parte dela desde 1882 (9).

Epidemiologia do cancro da mama:

O cancro da mama é a quinta causa de morte por cancro em todo o mundo, a seguir ao cancro do pulmão, do estômago, do fígado e do cólon. O cancro da mama matou 519 000 pessoas em todo o mundo em 2005, representando 70% de todas as mortes por cancro e cerca de 1% da mortalidade total. Nos Estados Unidos, prevê-se que cerca de 40 000 pessoas morram de cancro da mama em 2010 (10). Entre as mulheres de todo o mundo, o cancro da mama representa um milhão de infecções por ano, é o cancro mais comum e a causa mais comum de morte por cancro, sendo responsável por 18% de todos os cancros da mulher (11&12). Na Grã-Bretanha, a incidência anual de cancro da mama é de dois em cada 1000 pessoas e a causa de morte mais comum é entre as mulheres com idades compreendidas entre os 40 e os 50 anos, representando 1,5% de todas as mortes neste grupo etário (13).

Nos Estados Unidos, o cancro da mama é a terceira principal causa de cancro, depois do cancro do pulmão e do cólon. Em 2007, o cancro da mama matou 40.910 mulheres, representando 70% das mortes por cancro e 2% de todas as mortes de mulheres (14). No Irão, 17,1 por 100 000 mulheres são diagnosticadas anualmente (15). Entre as mulheres dos Estados Unidos, o cancro da mama é o cancro mais frequente e a segunda principal causa de cancro, a seguir ao cancro do pulmão. Apenas uma em cada oito pessoas com cancro da mama invasivo tem a possibilidade de viver (6). O número de pessoas que desenvolvem este cancro tem vindo a aumentar desde 1970, e assim sucessivamente; este fenómeno pode estar relacionado com o estilo de vida moderno no mundo ocidental (16).

Uma vez que a mama é composta pelos mesmos tecidos nos homens e nas mulheres, o cancro da mama também ocorre nos homens, embora seja menos provável. No Irão, este cancro é um dos problemas de saúde mais importantes para as mulheres, de acordo com as estatísticas do Ministério da Saúde, o Ministério da Saúde e da Educação Médica, com uma prevalência de 2622% de todos os cancros nas mulheres, é o cancro mais comum entre as mulheres iranianas (17).

Classificação do cancro da mama:

Existem várias formas de classificar o cancro da mama. O cancro da mama pode ser classificado como carcinoma ou sarcoma com base na origem do tecido, que é epitelial ou estromal. A grande maioria dos cancros da mama é criada a partir do tecido epitelial e divide-se nas seguintes subclasses Carcinoma DCIS, carcinoma LCIS e carcinoma papilar (18&19).

1. **Classificação patológica**

O carcinoma da mama é classificado de acordo com a localização histológica do carcinoma ductal e do carcinoma lobular. Em termos de gravidade, o tumor do cancro da mama divide-se em três categorias: completamente diferenciado, pouco diferenciado e medianamente diferenciado. Os cancros completamente diferenciados parecem-se frequentemente com tecido normal, enquanto os cancros pouco diferenciados não se assemelham a nenhum tecido normal. Os cancros medianamente diferenciados situam-se entre os cancros completamente diferenciados e os pouco diferenciados em termos de perfil morfológico (20).

Numa outra divisão, baseada em marcadores imuno-histoquímicos, a expressão ou não expressão dos marcadores associados ao cancro da mama é HER2, PR e ER. Na classificação TNM, o principal critério é o tamanho do tumor, as metástases e o envolvimento dos gânglios linfáticos.

Os estádios do cancro de acordo com o sistema TNM são os seguintes

-   Etapa 0 = Carcinoma in situ

-   Estadio I = O tumor não está envolvido nos gânglios linfáticos subcutâneos

-   Estádio IIA = Tamanho do tumor de 2-5 cm, mas os gânglios linfáticos axilares não estão envolvidos, ou o tamanho do tumor é inferior a 2 cm e os gânglios linfáticos da artrite estão envolvidos.

-   Estádio IIB = Tamanho do tumor superior a 5 cm, mas os nódulos axilares não estão envolvidos, ou o tamanho é de 2-5 cm e os nódulos linfáticos afectados estão envolvidos (menos de 4 nódulos linfáticos axilares).

-   Estádio IIIA = O tamanho do tumor é superior a 5 cm, mas os nódulos axilares não estão envolvidos, ou o tamanho do tumor é de 5-2 cm e os nódulos linfáticos afectados estão envolvidos (4 ou mais do que as glândulas axilares).

-   Estadio IIIB = O tumor penetra na parede torácica ou na pele e o número de gânglios linfáticos envolvidos pode ser superior a 10.

- Estádio IIIC = Estão envolvidos mais de 10 gânglios linfáticos axilares, um ou mais gânglios linfáticos tuberculosos ou gânglios linfáticos superlobulares ou gânglios linfáticos da mama.

- Estádio IV = Metástases à distância (18).

Cancro metastático da mama:

O cancro da mama metastático é um dos estádios mais avançados do cancro da mama (estádio 4) e ocorre quando o cancro se instala noutras partes do corpo para além da mama. O prognóstico do cancro da mama no estádio 4 é muito fraco e a elevada taxa de mortalidade devida ao cancro da mama deve-se aos problemas causados pelas metástases. O cancro da mama metastático é basicamente intratável e o principal objetivo do tratamento é geralmente reduzir os sintomas e atrasar a progressão do tumor, melhorar a qualidade de vida e prolongar a vida do doente (21).

2. **Classificação histológica**

Os carcinomas dividem-se em carcinomas in-situ e carcinomas invasivos, sendo o carcinoma in-situ dividido em dois grupos: Carcinoma DCIS (80% dos casos) e LCIS (20% dos casos) (22).

3. **Classificação com base clínica**

Clinicamente, o cancro da mama pode ser um cancro da mama IBC. O CIN inclui 1 a 4% de todos os cancros da mama (22). O CIN tem características únicas. Em primeiro lugar, progride muito rapidamente, ou seja, desenvolve-se sob a forma de um cancro da mama tópico avançado e, em segundo lugar, é extremamente antigénico (23).

4. **Classificação da diferenciação tumoral**

Entre os cancros, a informação diagnóstica pode ser obtida através da análise do grau de diferenciação do tumor. Com base nas características do tumor, o núcleo pleomórfico das células e a frequência das mitoses neste tipo de segmentação do cancro são classificados de 1 a 3 (18).

Tipos de cancro da mama:

Cancro não invasivo:

O cancro não invasivo ou "in situ" pode ter origem nos ductos ou nos lóbulos secretores de leite.

Na verdade, a palavra significa que o cancro está limitado aos ductos ou lóbulos e ainda não se espalhou para o tecido circundante e, uma vez que ainda não há invasão do tecido circundante, em muitos casos não é como um verdadeiro cancro perigoso.

Carcinoma lobular in situ (LCIS):

Um cancro não invasivo com origem nos lóbulos é designado por tumor lobular não invasivo. Nesta doença, as células cancerosas começam nos lóbulos, mas não se espalham para fora das suas paredes. Este tipo de cancro é relativamente raro, e muitos especialistas acreditam que a doença não se transforma em tipos invasivos de cancro da mama. No entanto, as mulheres com este tipo de doença têm maior probabilidade de desenvolver cancro bilateral da medula óssea em comparação com outras mulheres. De facto, de acordo com muitos especialistas, a doença não é considerada uma doença cancerígena, sendo apenas uma lesão pré-cancerígena. Por conseguinte, o tratamento desta doença é objeto de um sério desacordo. Enquanto alguns acreditam que a remoção da massa mamária e mesmo o seguimento da doente sem tratamento severo é aceitável e suficiente, outros recomendam um tratamento mais severo. Estas recomendações vão desde a toma de medicamentos para prevenir até à remoção de um quarto da mama, remoção de uma mama e, mesmo em alguns casos em que a doente tem múltiplos factores de risco, a remoção da mama é bilateral. Em suma, o que é importante é que os doentes com esta doença terão uma vida normal se forem tratados adequadamente.

Carcinoma Ductal In Situ (DCIS):

O cancro não invasivo com origem no ducto é designado por tumor não invasivo do ducto. Esta doença é um tipo comum de tumores do ducto lácteo que se estende para além da parede do ducto. De acordo com muitos especialistas, a doença não causa a morte na maioria das pessoas e muitas mulheres "morrem" com este tipo de cancro, não "por causa dele".

Ao contrário do primeiro, este tipo de cancro da mama torna-se um cancro invasivo na ausência de tratamento num número significativo de doentes. O ponto mais importante é que o diagnóstico é muito difícil nesta fase e requer um exame cuidadoso, mamografia ou outros procedimentos de diagnóstico que serão descritos com mais pormenor nas secções seguintes. Há cerca de trinta anos, o cancro não invasivo constituía 6% do total de casos de cancro da mama, mas atualmente, nos países mais avançados, são diagnosticados mais de 25% dos doentes com este tipo de doença. O método de tratamento para este tipo de doença é geralmente a cirurgia com ou sem radioterapia. O importante nestes dois tipos de doenças é que, na grande maioria destes doentes, a quimioterapia não é necessária devido à ausência de disseminação das células cancerosas para o resto do corpo, exceto em determinados casos.

Células invasivas:

As células invasivas dos canais de leite são o tipo mais comum de cancro da mama que tem origem nas células ductais e se espalha para fora dos canais, bem como para o tecido que os rodeia. Com o tempo, as células cancerosas podem espalhar-se para os gânglios linfáticos ou outros órgãos através do sistema linfático ou da corrente sanguínea. Este tipo de doença representa cerca de 85% de todos os casos de cancro da mama.

As células invasivas das mucosas dos lóbulos mamários, que produzem leite nas alturas necessárias, podem começar a espalhar-se para outras partes do corpo, como a anterior, através do sangue ou da linfa. Cerca de 12% dos casos de cancro da mama têm origem nos lóbulos ou lobos mamários.

Cancro da mama inflamatório:

Esta doença é um tipo raro de cancro da mama que provoca vermelhidão, inchaço e um aumento da temperatura da pele da mama. Nos cancros inflamatórios, as células cancerosas permanecem nos vasos linfáticos da pele da mama e espalham-se por toda a mama e não como uma glândula. As células cancerosas bloqueiam os gânglios linfáticos e provocam o inchaço da pele da mama. Nesta doença, as células cancerosas são libertadas no tecido mamário sem inchaço específico ou palpável.

É importante notar que este tipo de cancro pode aumentar a densidade da mama em comparação com as mamografias anteriores da doente, o que deve ser considerado como um achado suspeito.

Os sintomas deste cancro incluem:

•	Inchaço, comichão, nódoas negras ou espessamento da pele do peito, geralmente súbito e por vezes ao longo de alguns dias, leva ao estreitamento da roupa interior na zona afetada.

•	Alterações da cor da pele para rosa, vermelho ou vermelho escuro da pele da mama, por vezes como pele laranja.

•	Abaulamento do mamilo, secreção ou alteração da sua cor e consistência

•	Aumento do calor da pele

Note-se que os sintomas desta doença são, em muitos casos, semelhantes a infecções ou inflamações da mama que são provocadas por várias causas, como a lactação ou o impacto. Por isso, não se preocupe antes de consultar um médico para fazer um diagnóstico.

Doença de Paget:

Muitos casos desta doença são incorretamente diagnosticados como eczema ou alergias cutâneas. Nesta situação, as células cancerosas estão localizadas na pele do mamilo, mas também podem ser encontradas no interior do tecido mamário e aparecer como uma massa. Está normalmente associado a um cancro não invasivo e é classificado como cancro não invasivo (2'4'5'24).

Patogénese do cancro da mama:

O cancro da mama é uma doença multifatorial e complexa, com muitos factores genéticos e ambientais envolvidos. Qualquer fator que aumente o risco de desenvolver uma doença como o cancro é um fator de risco. Embora tenham sido identificados e introduzidos numerosos factores de risco para o cancro da mama, a sua etiologia precisa e definida ainda é desconhecida, mas existem informações sobre os riscos de determinados factores associados à doença. Diferentes cancros têm diferentes factores de risco e não se conhecem causas para o cancro da mama. No entanto, alguns factores de risco podem aumentar a probabilidade de contágio. Estes factores podem incluir menstruação precoce ou menopausa tardia, antecedentes familiares de cancro da mama, tratamentos hormonais, dietas especiais, etc. Muitas vezes, estes factores de risco não existem nas mulheres com cancro da mama. De facto, os factores de risco mais óbvios para o cancro da mama são a idade e o sexo. Na ausência de factores de risco prospectivos, é também muito difícil determinar as medidas de precaução.

Os factores de risco são muito importantes e o seu cálculo do cancro da mama é tal que o número de mulheres com cancro da mama na população-alvo que tem as características e indicadores é dividido pelo número total de mulheres da mesma população com as mesmas condições. O número resultante dá-nos a probabilidade do fator de risco, que é expressa em termos relativos. Os factores de risco dividem-se em dois grupos de factores de risco definitivos e relativos: os factores de risco definitivos e os factores de risco relativos são investigados em toda a população e num grupo específico de populações, respetivamente. A idade e o sexo são factores definitivos porque funcionam da mesma forma para as mulheres. Alguns factores de risco, como o cigarro, o álcool, etc., são controláveis, mas outros são insubstituíveis, como a idade ou a história familiar. Por outro lado, o facto de ter um fator de risco, mesmo que sejam poucos, não significa que a pessoa venha a contrair a doença. Algumas mulheres que têm um ou mais factores de risco nunca tiveram cancro da mama e a maioria das mulheres que tiveram cancro da mama não têm factores de risco, enquanto todas as mulheres estão em risco de ter cancro da mama.

Fator de risco incontornável:

Idade:

O risco de cancro da mama aumenta com a idade. A maioria dos casos de cancro da mama foi registada em mulheres com mais de 50 anos. Esta doença não é comum antes da menopausa. A incidência do cancro da mama em mulheres com mais de 50 anos é de cerca de 77%.

Género:

Ser mulher é o principal fator de risco para o cancro da mama. As células da mama nas mulheres são muito mais elevadas do que nos homens, mas a principal razão para o cancro da mama nas mulheres é o facto de estas estarem mais expostas aos efeitos do crescimento das hormonas estrogénio e progesterona, o que constitui um fator eficaz para aumentar a taxa de cancro da mama nas mulheres do que nos homens. Os homens também desenvolvem cancro da mama, mas a sua prevalência nas mulheres é mais de 100 vezes superior.

Corrida:

As mulheres negras têm mais probabilidades de desenvolver cancro da mama, mas as mulheres brancas têm mais probabilidades de morrer devido à doença. A investigação mostra que este facto se deve aos tumores mais graves, cuja causa é desconhecida.

Factores de risco genéticos:

Cerca de 5 a 10% dos casos de cancro da mama são hereditários.

Os genes defeituosos mais comuns neste domínio são os genes BRCA1 e 2BRCA. Se alguém herdou um destes genes pouco saudáveis, tem mais probabilidades de ser exposto ao cancro da mama, cerca de 80%, e as pessoas que não têm este gene terão este tipo de cancro numa idade mais precoce. Nas mulheres que têm estes genes mutantes, o risco de cancro do ovário é também mais elevado. Através de testes moleculares específicos, as alterações nestes genes podem ser observadas em mulheres que foram expostas a familiares numerosos com cancro da mama. Entre os outros genes envolvidos no cancro da mama hereditário, foram nomeados o ATM (responsável pela reparação do ADN danificado) e o gene CHEK-2.

História familiar:

O risco de cancro da mama numa mulher que tenha uma mãe, irmã ou filha com cancro da mama é superior ao de uma mulher que não o tenha. Este risco é mais elevado quando um dos membros da família teve cancro da mama antes dos 40 anos.

Períodos menstruais:

Estudos epidemiológicos demonstraram a existência de uma relação entre a menstruação e o risco de cancro da mama. O início da menstruação numa idade precoce (menos de 12 anos) aumenta o risco relativo de cancro da mama em 10% a 20%. Embora o risco de cancro da mama diminua com o aumento da idade do primeiro período menstrual, não existe sempre uma relação linear exacta. É provável que o risco de cancro da mama aumente no início do primeiro período menstrual devido a uma maior atividade ovárica.

Menopausa:

Após a menopausa, os níveis de estrogénio são baixos, não há progesterona e a taxa de células cancerígenas da mama é muito baixa. Observou-se que a menopausa prematura ou cirúrgica diminui o risco de cancro da mama através da cirurgia. A remoção do ovário bilateral antes dos 40 anos reduz o risco de cancro da mama em cerca de 50% em comparação com a menopausa normal.

Hormonas sexuais:

Os resultados de estudos indicam que o aumento dos níveis de estrogénio no corpo desempenha um papel na incidência do cancro da mama. Quanto mais longa for a fertilidade de uma mulher, maior é o risco de cancro da mama, pelo que as mulheres que estão na pré-menopausa ou na pós-menopausa correm mais risco de cancro da mama do que as outras. Outros factores de risco para o cancro da mama são a gravidez tardia e a gravidez após os 35 anos, que aumentam o risco de cancro.

Amamentação e gravidez:

Alguns estudos indicam que a lactação, especialmente se durar 2-1,5 anos, pode reduzir um pouco o risco de cancro da mama. A explicação é que a gravidez e a lactação podem reduzir o número total de ciclos menstruais durante a vida de uma pessoa (4'5'18'25'26).

Prevenção do cancro da mama: Alterações do estilo de vida (subfactores modificáveis): Álcool:

O consumo de álcool pode certamente aumentar o risco de cancro da mama. Este risco aumenta com a quantidade de álcool consumida. Em comparação com as não alcoólicas, as mulheres que bebem 5 a 2 vezes por dia têm 1,5 vezes mais probabilidades de contrair cancro do que as que não consomem álcool. O álcool também aumenta o risco de cancro da boca, da garganta e do esófago.

Fumar:

A nicotina é um material químico presente no cigarro que pode causar cancro da mama a uma fumadora.

O estudo descobriu que as células do cancro da mama têm um grande número de receptores de nicotina.

A absorção da nicotina pelas células provoca alterações nos mecanismos moleculares e causa cancro da mama.

Dieta rica em gorduras:

Uma dieta rica em gorduras aumenta duas vezes o risco de cancro da mama.

Não só a quantidade, mas também a qualidade da gordura consumida é eficaz no desenvolvimento desta doença.

De acordo com alguns estudos epidemiológicos, a prevalência de cancro da mama nas mulheres japonesas e esquimós é baixa, apesar da elevada ingestão de gorduras. A dieta destes povos contém uma grande quantidade de ácidos gordos ómega 3, que só se encontram na gordura dos animais aquáticos.

Obesidade:

A obesidade é um fator de risco bem conhecido, especialmente nas mulheres pós-menopáusicas. Embora os ovários produzam os níveis mais elevados de estrogénio, o tecido adiposo também produz uma pequena quantidade de estrogénio.

Quanto maior for a gordura corporal, maior será a produção de estrogénios e maior será a incidência de cancro da mama.

Alteração de peso:

O índice de massa corporal IMC e o aumento de peso após os 18 anos ou após a menopausa foram sempre associados a um risco acrescido de cancro da mama na menopausa.

Estes resultados são especialmente evidentes em mulheres que nunca utilizaram terapia hormonal após a menopausa. Nas mulheres com excesso de peso ou obesas que não utilizam terapia hormonal, a incidência de cancro da mama avançado é também mais elevada, o que não é justificado pelos padrões de utilização da mamografia ou pela sua precisão.

Exercício:

A atividade física tem sido sempre associada a uma redução do risco de cancro da mama. Numa nova revisão sistemática, ficou claro que, nas mulheres pós-menopáusicas, o impacto do exercício no cancro da mama diminui 20-80% em comparação com as mulheres pós-menopáusicas.

Segundo os investigadores, o risco de cancro da mama diminui 6% por cada hora de exercício por semana.

Estes resultados foram confirmados noutra revisão sistemática, que, além disso, demonstrou um efeito protetor mais forte do exercício em mulheres com IMC normal. A combinação da manutenção de um peso saudável com a prática regular de exercício físico parece ser a que mais reduz o risco de cancro da mama (25&26).

Morfologia do cancro da mama:

Existem vários tipos de cancro da mama. Cada mama é constituída por células de leite, condutas de leite e células de conservação. Em cada mama, existem 20-15 partes chamadas lóbulos, que também contêm porções mais pequenas chamadas "lóbulos". Os lóbulos e os lóbulos ligam-se entre si através dos ductos. Assim, algumas células têm a tarefa de produzir leite, outras têm a tarefa de o transferir e outras têm outras tarefas. Assim, o tipo de cancro varia consoante o cancro que tem origem em cada uma destas células. O tipo mais comum de cancro da mama tem origem nos ductos e, uma vez que este tipo de tecido se encontra em mais de um quarto da parte superior e inferior da mama, cerca de metade dos cancros são encontrados nos quartos superior e exterior, mas em cada parte do tecido mamário pode causar cancro da mama (2).

Sintomas do cancro da mama:

1.   Massa ou tumor na mama:

A massa é o sintoma mais comum do cancro da mama, que é muitas vezes detectado pela própria doente e é normalmente diagnosticado por um médico num exame clínico. Esta massa pode ser dolorosa, mas na maioria dos casos é indolor. Uma vez que pode ser observada tanto em casos benignos como em casos de cancro da mama, é aconselhável verificar qualquer massa na mama. Em alguns casos, o cancro da mama aparece em várias massas.

As suspeitas de tumores são observadas através do toque na massa rígida, por vezes imóvel e adesiva. Como já foi referido, a maioria destas massas é única e indolor. É de salientar que a avaliação de uma massa benigna ou maligna é da responsabilidade do médico e só é possível após um exame cuidadoso.

O cancro da mama mais comum é o aparecimento de uma massa única e indolor na mama.

2.   Secreção do mamilo:

A secreção do mamilo é normalmente causada por doenças benignas da mama. Embora as secreções mamilares não estejam normalmente associadas ao cancro da mama, mas devido à possibilidade de cancro em alguns casos, é necessário um exame cuidadoso. A secreção de ambos os seios e de múltiplos ductos é normalmente causada por uma perturbação hormonal provocada pelo consumo de drogas, por um quisto do mastro ou por uma doença fibrocística benigna. As secreções mamárias podem ser observadas em diferentes cores (branco, castanho, azul, cinzento, vermelho, verde ou incolor). A secreção do cancro da mama é normalmente clara ou sanguinolenta ou, em alguns casos, incolor. A secreção sanguinolenta ou aquosa de uma mama ou de um canal, acompanhada de uma glândula na mama, aumenta a suspeita de cancro.

Secreções suspeitas de serem cancerígenas:

1- Secreção aquosa ou com sangue

2. Secreções que saem sem pressão

3. Secreções que saem de um seio e de um canal do mamilo

4. Secreções com o tumor na mama

3. Alterações da pele da mama:

Estas alterações apresentam-se sob a forma de próteses ou excrescências na pele da mama. As dentaduras cutâneas podem ser fixas e definitivas, ou em certos casos de exame mamário. O alongamento da pele, embora seja um sinal importante, não é um sinal definitivo de cancro e, por vezes, também é acompanhado por doenças benignas da mama.

Em alguns casos, a aderência do tumor canceroso à pele abaixo da pele provoca a deformação da mama. A alteração da forma da auréola à volta do mamilo pode também ser responsável pela presença de tecido canceroso abaixo dessa zona. A invasão do tumor canceroso na pele pode causar cicatrizes na pele. Para além disso, o inchaço da pele da mama e a sua semelhança com a pele alaranjada é uma indicação da progressão da doença.

4.   Mudanças nos mamilos:

Nalgumas pessoas, a displasia mamilar pode ocorrer após a lactação ou após a puberdade, que normalmente volta a ser espontânea ou auto-manipulada. Enquanto que no cancro, esta calha é estável e, com um exame detalhado da mama, pode ser detectada a presença do tubérculo sob a ponta e a auréola da mama.

Existe também um tipo de cancro da mama chamado doença de Paget, em que as alterações cutâneas no mamilo são vistas como lesões de eczema (semelhante à sensibilização da pele). Os sintomas incluem prurido, ardor, vermelhidão, rigidez e descamação nasal, que se espalha gradualmente para a auréola à volta do mamilo e da pele. Ocasionalmente, os doentes diagnosticados com eczema e dermatologia são tratados durante muito tempo com pomadas tópicas, o que atrasa o tratamento.

Por conseguinte, em qualquer doença que apresente sintomas cutâneos, deve considerar-se que o cancro deve ser detectado pelo médico após a recolha de amostras e a confirmação do diagnóstico.

Prurido vermelho e nos mamilos com descamação e fissuras pode ser um sinal de um tipo de cancro da mama chamado Paget, salvo prova em contrário.

5.   Grandes gânglios linfáticos axilares:

Como já foi referido, as células cancerosas podem espalhar-se através do sangue e da linfa e invadir outras partes do corpo. O local mais comum de invasão dos cancros da mama é nos gânglios linfáticos das axilas. Por vezes, os gânglios linfáticos grandes são acompanhados por um toque de uma glândula clara na mama, mas por vezes a glândula afetada não é tocada. Nestes casos, a mamografia é útil para diagnosticar o cancro da mama como uma fonte importante de gânglios linfáticos. O que é especialmente importante é que a magnitude dos gânglios linfáticos na axila pode dever-se a lesões benignas e até a inflamações e ao impacto na zona da mão ou da mama. Por conseguinte, embora este sintoma oriente o doente para uma investigação mais aprofundada, é de notar que não se trata de um sintoma inicialmente alarmante.

6. **Alterações no tamanho dos seios:**

Por vezes, devido ao tamanho excessivo de um tumor ou a uma inflamação significativa à volta dos tumores mais pequenos, a mama de um lado é claramente maior do que a do outro lado. É claro que o tamanho de dois seios em pessoas saudáveis não é exatamente o mesmo, mas a magnitude de um seio em vez do outro deve ser tida em consideração e deve ser verificada a ausência de massa mamária e de amamentação.

Por vezes, os tumores benignos, bem como os hematomas, as hemorragias e as inflamações devidas à acumulação de leite na mama (sobretudo nas mulheres grávidas e lactantes) e os quistos de grandes dimensões, são a causa desta assimetria, através do exame e da utilização de métodos de diagnóstico que podem ser determinados pelo seu tipo.

7. **Invasão para outros órgãos (metástases):**

Raramente o cancro da mama não apresenta sintomas na própria mama, mas os sintomas noutros órgãos sugerem que pode ser dor óssea numa determinada área, falta de ar após envolvimento dos pulmões, iterícia e outros sintomas causados pelo aumento do fígado, etc. Nestes casos, o exame cuidadoso da doente e os testes de diagnóstico podem determinar o seu estado na mama (2).

Tumores benignos e malignos no cancro da mama:

Em todos os tumores, há um crescimento rápido e elevado das células. Quer seja benigno ou maligno, o importante é que a principal diferença entre os dois tipos de tumores é que o processo de crescimento celular numa determinada fase dos tumores benignos pode ser interrompido, mas nos tumores malignos, continua incontrolavelmente. Este crescimento celular nos tumores malignos, que é o cancro, continua até certo ponto, o que, se não for tratado, afecta todas as partes do corpo e funciona. Isto é como nunca acontece nos tumores benignos.

Capítulo 2 Diagnóstico do cancro da mama

Diagnóstico do cancro da mama:

Dor nos seios:

A dor é um alarme para muitas doenças e é normalmente considerada como uma reação a qualquer doença. Por vezes, a dor leva o doente a ir ao médico, mas a realidade é que, em muitos casos, a dor é apenas um sinal de uma perturbação do funcionamento dos órgãos ou das células do corpo. No entanto, é necessário ter em conta que, por vezes, a dor ocorre devido a alterações naturais do corpo, o que não é necessariamente um sinal de doença, por exemplo, algumas mulheres sofrem de dores antes da menstruação, que melhoram após o período mensal. Esta dor é um dos sintomas causados pela reação de uma parte do corpo às hormonas do corpo da mulher e não é considerada uma doença ou mesmo um sintoma de uma doença.

A dor mamária é uma das queixas mais importantes das pacientes e a causa mais comum das visitas das mulheres às clínicas da mama. São poucas as mulheres que nunca tiveram dores mamárias durante a sua vida. Devido à elevada prevalência da dor mamária nas mulheres, é necessário que estas disponham de informações a este respeito. A dor mamária pode causar ansiedade e reduzir a qualidade de vida de muitas mulheres. Isto reduz a produtividade de uma percentagem significativa de mulheres na comunidade. Por outro lado, esta dor causa muita perturbação na relação sexual. Isto, juntamente com o aumento da ansiedade provocada pela doença, cria uma condição que afecta direta ou indiretamente muitas pessoas da comunidade.

Causas das dores nos seios:

A causa mais comum de dor mamária em mulheres na pré-menopausa é a resposta a alterações hormonais. Com essas dores, distúrbios e distúrbios menstruais também podem ser observados. As dores periódicas ocorrem frequentemente antes do início de cada período do ciclo menstrual e são descontadas pelo início do sangramento ou início precoce. Estas dores são geralmente ligeiras e são sentidas como uma dor e sensação de peito pesado, afectando frequentemente a parte do peito e recuperando com o tempo. A intensidade destas dores não é constante e varia ao longo de diferentes períodos, podendo mesmo durar vários anos. A atividade física pode agravar a dor. O que importa muito nas causas da dor mamária é a ansiedade ou a depressão devido ao medo do cancro da mama. Estas condições, em muitos casos, causam a dor da mama, que por vezes pode ser muito grave. Por conseguinte, as doentes que têm muito medo do cancro da mama e que pensam constantemente no assunto têm mais probabilidades de serem expostas à dor mamária, o que agrava a sua preocupação. Por conseguinte, no tratamento da dor mamária, pode dizer-se que 75% dos casos podem ser aliviados sem medicação e apenas com a tranquilização da doente.

Por vezes, as massas mamárias (benignas ou malignas) e as doenças também podem provocar dores mamárias. No caso dos tumores mamários malignos, é importante notar que a dor mamária representa apenas entre 10% e 7% dos casos de sintomas malignos, o que muitas vezes não inclui a dor mamária periódica. De facto, 7 em cada 100 doentes que têm apenas dor mamária sem quaisquer outros sintomas podem ter uma doença maligna da mama. Isto deve-se ao facto de os médicos realizarem alguns exames complementares de diagnóstico para o diagnóstico definitivo de dor mamária em algumas doentes cujos exames normais são insuficientes. Alguns medicamentos, como a fenotiazina, também podem causar dores mamárias.

Outras causas de dor mamária incluem dores relacionadas com o coração e dores músculo-ósseas na mama. Estas dores não são periódicas e a melhoria da doença primária aumenta-as. Além disso, as lesões mamárias, os quistos mamários e as massas benignas ou malignas também podem causar dores no peito.

Na maioria dos casos, a dor mamária não é apenas um sinal de uma doença grave e maligna, mas também se auto-reduz e desaparece (24&27).

Medidas de diagnóstico no exame da dor mamária:

Como já foi referido, a causa mais comum para as mulheres visitarem as clínicas da mama é a dor mamária. Obviamente, qualquer pessoa que tenha uma dor na zona do peito precisa de ir ao médico.

O seu médico pode utilizar outros meios de diagnóstico após o exame. O que é certo é que o médico deve assegurar-se de que não existe nenhuma doença maligna associada à dor mamária, pelo que esta garantia pode ser obtida por vezes com o exame, por vezes com a ecografia, e por vezes com outros meios de diagnóstico, pelo que a recomendação de fazer um método de ecografia ou de mamografia não é uma razão para que a doente seja suspeita de cancro, e isto é feito unicamente para garantia do médico e da doente.

Mamografia:

A mamografia é um exame radiográfico especialmente concebido para a patologia da mama. O interesse pela imagiologia da mama tornou-se evidente pelo facto de quase uma em cada oito mulheres vir a sofrer de cancro da mama durante a sua vida.

Aspectos gerais da mamografia:

A mamografia pode ser dividida em duas categorias com base no objetivo:

1. Mamografia para despistagem

2. Mamografia para diagnóstico

Mamografia para despistagem:

A mamografia é atualmente o método mais adequado para o diagnóstico precoce do cancro da mama e desempenha bem o seu papel quando a mamografia de rastreio é realizada numa vasta gama de mulheres. Em comparação com um exame clínico, a mamografia pode detetar um grande número de cancros da mama que são finos e não palpáveis nas fases iniciais. Além disso, os cancros que são susceptíveis de atingir os gânglios linfáticos nas fases iniciais são também detectáveis por este método. É de notar que, na mamografia, são vistas imagens com uma densidade aproximadamente igual e com pouco contraste. Por este motivo, é necessário ter muita atenção na interpretação da mamografia, para que se possa encontrar uma densidade quase igual de tecido anormal e pequenos cancros cancerígenos.

Mamografia de diagnóstico:

Nas mulheres com um sintoma específico, o toque de massa é efectuado para diagnosticar, mas não se deve esperar que altere definitivamente o resultado de um diagnóstico clínico. Por outras palavras, se o diagnóstico clínico de uma massa for benigno, a realização de uma mamografia tem um papel de rastreio. Por conseguinte, através da mamografia, o médico pode encontrar e tratar o cancro da mama em pessoas aparentemente "saudáveis", reduzindo assim a taxa de mortalidade. Embora a mamografia seja frequentemente utilizada para rastreio, também pode ser utilizada para diagnosticar se existem razões para o cancro, caso em que se chama mamografia de diagnóstico. Por outras palavras, se um diagnóstico clínico sugerir um tumor maligno, a mamografia é utilizada para confirmar o diagnóstico, determinar a extensão das lesões (especialmente no caso do carcinoma ductal invasivo da mama) e encontrar outras lesões na mama, mas se a mamografia for negativa, a colheita de amostras não deve ser adiada. Mesmo que a mamografia não indique a presença do tumor, se o diagnóstico de um estoma for detectado pelo médico, provavelmente será necessária uma biópsia, a não ser que a ecografia detecte a protuberância como um quisto. Atualmente, a cirurgia é efectuada de forma conservadora para um grande número de cancros da mama em fase inicial. O objetivo da mamografia é encontrar um cancro da mama, mas é frequente encontrar-se visualizações benignas ou intersticiais que não são claras, pelo que, apesar de a mamografia ter uma sensibilidade relativamente elevada, mas uma especificidade relativamente baixa, uma elevada percentagem de lesões encontradas na imagiologia e na biópsia têm um resultado patológico benigno.

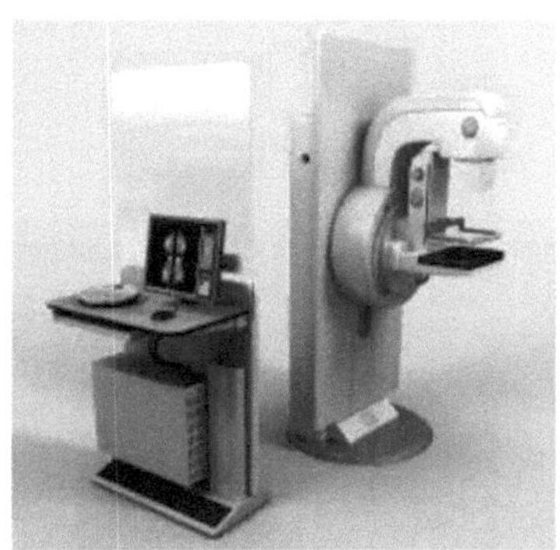

Figura 2: Aparelho de mamografia

Microcalcificações:

Um dos casos mais comuns de cancro da mama maligno e benigno é a presença de massas de calcificação. A maior parte destas massas é constituída por fosfato de cálcio sob a forma de hidroxiapatite e uma pequena parte por oxalato de cálcio di-hidratado. As calcificações malignas são observadas ao nível microscópico até um milímetro. No entanto, também se definem calcificações com um tamanho inferior a um milímetro, que são numerosas e uniformes, e a sua agregação dá origem a massas malignas. As calcificações da mama podem ser classificadas como benignas, possivelmente benignas e profundas, e classificadas de acordo com o tamanho, forma, densidade e características espaciais. Alguns achados mamográficos indicam definitivamente lesões benignas. Estes achados incluem calcificações redondas com um centro de Lucent, calcificações secretoras em forma de barril e massa redonda com calcificações semelhantes a milho torrado (fibrocadenum calcify).

Se as características espaciais da acumulação de calcificações forem tidas em conta, as calcificações de aglomerado podem ser classificadas da seguinte forma:

- Calcificação baseada em Lucent Radio Centers

- Calcificações de base arterial

- Dilatação ductal

- Fibroedenoma calcificado

- Calcificação de base pós-operatória

- Leite de cálcio em pequenos quistos benignos

- Granuloma de injeção externa

A classificação espacial das calcificações fornece aos médicos informações importantes.

As calcificações malignas tendem a acumular-se em grupos, enquanto as calcificações benignas aparecem esporadicamente. A deteção exacta e o diagnóstico atempado das microcalcificações são necessários porque são a única causa anormal de 31% dos carcinomas detectados nas mamografias. A deteção de microcalcificações nas mamografias está associada a uma calcificação anormal de necrose no ducto e à libertação de partículas de cálcio para o lúmen. Os traços comuns (no momento da ocorrência) são notavelmente visíveis na histologia da calcificação no carcinoma intracraniano e também nas lesões benignas. A mamografia é atualmente a ferramenta mais precisa para identificar o cancro em pessoas assintomáticas e aumentar a probabilidade de sobrevivência (2&28).

- **Aperto da mama em mamografia:**

O peito é um órgão piramidal ligado à pele que, devido à anatomia, não pode ser facilmente representado como os outros órgãos do corpo, pelo que, com o advento das placas de compressão, o peito é puxado para a frente e colocado atrás do detetor, depois as placas de pressão tornam-se largas e lentas para serem facilmente captadas (2).

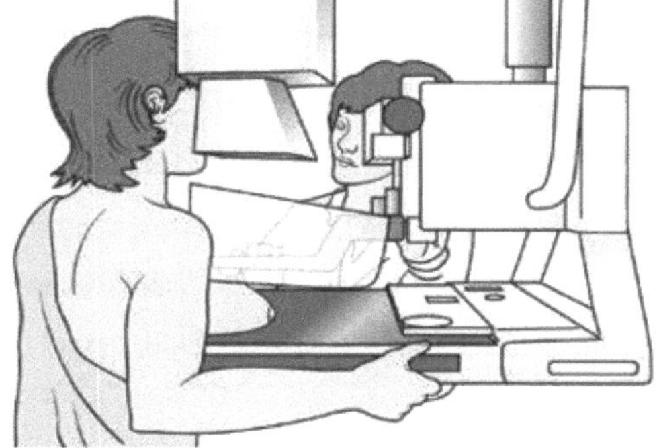

Figura 3: ilustração esquemática do compressor

No entanto, as vantagens desta compressão são resumidas da seguinte forma:

- Variação geométrica reduzida

- Aumento do contraste

- Minimizar o movimento motor

- Redução da radiação nos doentes

- Uniformidade da densidade da película

- Uma avaliação mais exacta da densidade das massas no órgão (29).

Diagnóstico assistido por computador (CAD):

O CAD é utilizado para todos os cancros que não podem ser detectados pelo radiologista. Embora a mamografia na sua forma habitual seja a melhor forma de detetar o cancro da mama, 10% a 30% das pacientes com cancro da mama têm uma resposta negativa. Este não diagnóstico deve-se à natureza da informação radiológica, à má qualidade da imagem, à fadiga ocular ou a um erro teórico do radiologista. Por conseguinte, um dos objectivos da utilização do CAD é aumentar a produtividade e analisar as formas como o sistema informático, enquanto segundo leitor, ajuda o radiologista a diagnosticar casos suspeitos na mamografia. O objetivo seguinte é utilizar o CAD para extrair e analisar as características das lesões benignas e graves, de modo a ajudar o radiologista a reduzir o número de biópsias realizadas na paciente e os problemas daí resultantes. Entre 30% e 50% dos carcinomas são revelados pelas mamografias como calcificações agrupadas.

Embora cerca de 80% dos carcinomas da mama sejam detectados por microscopia em experiências microscópicas. No total, estudos demonstraram que 26% dos cancros que não devem ser tocados são mamográficos em massa, e 18% são vistos como massa e microcalcificação. Por conseguinte, é normalmente utilizado para o processamento de massas e microcalcificações (28).

Procedimento de mamografia:

O diagnóstico precoce do cancro da mama é o ponto mais importante e fundamental para o sucesso do seu tratamento. Embora em todos os casos a deteção precoce não seja equivalente ao tratamento, é sem dúvida a mamografia de rastreio o único meio pelo qual o cancro da mama pode ser diagnosticado precocemente e muitas vezes "tratável".

A mamografia pode ser efectuada em doentes sentados, de pé ou a dormir. Nas técnicas de mamografia de rastreio que são críticas para a rapidez do trabalho, é preferível o método em pé. Técnica de mamografia de diagnóstico: Diagnóstico A mamografia é efectuada se a paciente for clinicamente ou mamograficamente rastreada por suspeita (2).

Riscos da mamografia:

A mamografia também tem riscos que são normalmente desconhecidos pelas pacientes. Estes riscos incluem:

• **Perigo de radiação**: As mulheres expostas a níveis elevados de raios X têm maior probabilidade de desenvolver cancro da mama.

Isto é provado pelos seguintes grupos:

• Mulheres japonesas expostas às bombas nucleares de Hiroshima e Nagasaki expostas a radiações de neutrões e gama.

• Doentes de tuberculose com pneumotórax que são submetidos a fluorescência durante muitas vezes.

• Mulheres residentes em Rochester, Nova Iorque, que receberam radioterapia para mastite aguda pós-parto.

• Mulheres suecas que receberam radioterapia para o tratamento de toxinas benignas, como fibroadenoma e mastite.

• Trabalhadores que trabalham em fábricas e tintas radiomarcadas.

Nas últimas décadas, a taxa de exposição à radiação da mama aumentou 1% por pessoa, o que aumentou cerca de 10% ao longo de 10 anos, o que se verificou, além disso, em mulheres com idades compreendidas entre os 40 e os 50 anos. O intervalo mínimo entre a exposição à radiação e o cancro da mama é de 15 anos.

* **Risco de cancroem caso de compressão do peito**: No início de 1925, os especialistas eram mais cautelosos em relação ao cancro da mama. Por outro lado, algumas pessoas acreditam que, ao equipar as mamografias com características como placas de compressão do tórax, podem proporcionar o risco ou a progressão do

cancro, uma vez que a compressão do tórax provoca o colapso dos vasos sanguíneos e as células defeituosas podem passar a substância tóxica através da mama, mas investigações recentes não confirmam esta hipótese.

* **Idade**: A mama das mulheres com mais de 30 anos tem uma menor sensibilidade à radiação. De acordo com fontes japonesas, o risco de cancro da mama nas mulheres que receberam radiação com mais de 35 anos era 50% inferior ao das mulheres mais jovens. Em geral, estima-se que o risco de mamografia para o cancro anual seja de cerca de 3,5 vezes por raio em um milhão de mulheres (com mais de 30 anos de idade). Por conseguinte, a mamografia aos 35 anos de idade é possível e o risco de radiação é negligenciável.

Em geral, a utilização da mamografia entre os 35 e os 40 anos de idade pode ser considerada um método seguro para o diagnóstico de doenças da mama e, abaixo dos 35 anos, recomenda-se a utilização de outros métodos de diagnóstico, como a ecografia ou a ressonância magnética.

Seguem-se algumas das razões para não ser fiável em relação às imagens de mamografia:

* Falsos positivos em mamografia: Embora os mastócitos com margem incerta sejam geralmente malignos, as lesões benignas, como a necrose gorda após traumatismo e cicatrizes cirúrgicas, também podem ser semelhantes a lesões malignas. A calcificação nas lesões fibrocísticas raramente tem um aspeto semelhante ao das lesões malignas. Pontos calcificados na pele da mama devido à utilização de pomadas ou perfumes, bem como secreções das glândulas sebáceas, também podem ser erradamente considerados lesões malignas.

* Casos de falsos negativos em mamografia: Por vezes, as lesões malignas nas mamografias são marcadas com margens e, por isso, são erradamente retratadas como benignas. Este grupo de doenças pode incluir o carcinoma papilar, o carcinoma moderado e o carcinoma de colónia.

* Cancro periódico: Normalmente, um terço de todos os cancros malignos

aumenta duas vezes em cada mês. Por conseguinte, a incapacidade de reconhecer um cancro na mamografia conduz a uma doença avançada e a metástases no doente.

Em vários outros estudos, a possibilidade de uma mamografia falsa negativa ou positiva foi registada em até 30% dos casos (2).

Problemas de mamografia:

A irradiação por raios X e o seu risco para os doentes foi sempre o risco mais importante. Num exame de radioterapia de rotina, a dose de radiação para o doente situa-se entre 15 e 25 rad. A radiação também aumenta o risco de desenvolvimento de um cancro. Foi demonstrado teoricamente que a radiação aumenta a probabilidade de infeção por um fator de 4 por milhão de cada vez. A probabilidade de uma pessoa ter um cancro da mama é, normalmente, de 1.500 por milhão. Por conseguinte, não há um grande aumento do risco e pode ser utilizada em condições controladas e específicas para pessoas com mais de 35 anos de idade. No entanto, recentemente, foram desenvolvidos métodos para resolver este problema utilizando ultra-sons ou laser para o diagnóstico de doenças da mama. Em particular, a utilização de ultra-sons tem sido muito considerada e tem sido amplamente explorada a utilização da ressonância magnética para detetar o cancro da mama. No entanto, a mamografia continua a ser um método padrão de ouro, especialmente para as idades nesta área (2).

Mamografia digital:

A mamografia digital é uma nova tecnologia em que são utilizados dispositivos de alta resolução, alta resolução, alto pixel e alto ruído. Com a mamografia digital, a gama dinâmica e a linearidade são muito superiores às do método antigo (revelação de imagens em película radiológica), obtendo-se assim uma melhor resolução e contraste. A digitalização da imagem permite analisar e processar os dados com software informático. Desta forma, a resolução das imagens é aumentada e a diferença entre os tecidos cancerosos e os tecidos anormais benignos é melhor reconhecida. De acordo com os médicos, com a mamografia digital, o número de encaminhamentos para exames posteriores é reduzido.

Os resultados do teste revelaram que a mamografia digital é superior à mamografia convencional.

Os primeiros resultados das experiências com imagens de mamografia digital, uma das maiores experiências de rastreio do cancro, foram divulgados pela Radio Loggers em 14 de setembro de 2005, pelo British Medical Journal e no American College of Physiology.

O tema desta grande experiência, que foi concebida em vários contextos clínicos, foi a medição e a precisão do diagnóstico entre a mamografia digital e a mamografia, que foi o tema desta revisão do cancro da mama. Os resultados da mamografia digital mostraram que a exatidão da mamografia digital e da mamografia era semelhante em todas as mulheres, mas os estudos mostraram que a mamografia digital é melhor quando os indivíduos se encontram num dos três grupos seguintes:

* Mulheres com menos de 50 anos

* Mulheres de todas as idades com um peito muito intenso.

* Mulheres de todas as idades que se encontram no período pré-menstrual e durante a menstruação.

Estudos demonstraram que, para as mulheres que se enquadram nestes três grupos, a mamografia digital pode ser melhor do que a mamografia na deteção do cancro da mama.

De acordo com a mamografia digital, é claro que os benefícios da mamografia digital são maiores e, na imagem digital, a dose de radiação X transmitida é controlada para reduzir as alterações estruturais na mama. Por outro lado, com um dispositivo digital, a quantidade de radiação recebida pelo paciente é 30 a 40 por cento inferior.

Para as mamografias em que as áreas mais susceptíveis de esconder o cancro são as áreas onde os tecidos adjacentes estão congestionados. Na mamografia digital, a resolução da imagem pode ser melhorada aumentando o contraste entre uma lesão ou várias pequenas calcificações e os tecidos adjacentes.

Num futuro próximo, a mamografia digital poderá oferecer muitos benefícios em relação aos vídeos de mamografia padrão. Esses benefícios incluem:

* Um tempo de exame mais curto (cerca de metade do filme de mamografia)

* Armazenamento de imagens mais fácil

*A imagem da mama para um diagnóstico mais preciso

*Fácil apresentação de imagens para aconselhamento à distância com outros médicos (23).

O que é uma mamografia estereoscópica digital?

Talvez as imagens tridimensionais da mama sejam uma forma mais precisa de detetar o cancro da mama. Esta tecnologia é designada por mamografia estereoscópica digital. A primeira vantagem desta técnica, em comparação com outros métodos de imagiologia do tecido mamário, é a descoberta de massas que passam "despercebidas" na mamografia padrão ou de rotina.

Algumas destas massas são benignas, mas outras são cancerígenas, pelo que o seu diagnóstico atempado e preciso é muito importante. Outra vantagem da mamografia estereoscópica digital é a descoberta de calcificações malignas. Esta tecnologia também permite que o radiologista tenha uma imagem em tamanho real do tórax na vista de secção transversal. Uma vez que apresenta a profundidade total do tecido, ajuda o médico a diagnosticar o cancro, permitindo reconhecer massas que não são visíveis de outras formas devido à sobreposição com o tecido normal do tórax. A mamografia estereoscópica digital promete um futuro promissor na deteção do cancro da mama. Por outro lado, as imagens de vídeo analógicas existentes podem ser convertidas em dados digitais por scanners digitais, colocadas num computador e processadas. Existem duas formas principais de digitalizar o dispositivo:

No primeiro método, as imagens analógicas obtidas através do método de imagiologia convencional são amostradas a intervalos regulares. No segundo método, utilizando um número de detectores pequenos e distintos, os fotões transmitidos diretamente do tecido são registados e detectados diretamente. Neste caso, se o número de detectores for reduzido e, por conseguinte, não puder cobrir a secção transversal de toda a textura, é necessário deslocá-los durante a aquisição de imagens para que todos os fotões provenientes da superfície pretendida sejam corretamente detectados. O processo de amamentação envolve um grande grupo de médicos, tais como médicos de família, radiologistas, cirurgiões ou patologistas. Tendo isto em conta, a relação estreita entre os médicos é muito importante. Para facilitar este processo, o American College of Radiology (ACR) desenvolveu um sistema normalizado para a comunicação dos resultados das mamografias.

Este sistema é conhecido como BIRADS-ACR e inclui descrição padrão e formatos de relatório, dicionário de palavras padrão e classificação padrão da doença (24).

Ultrassonografia da mama natural:

*** Ultrassonografia mamária durante a infância:**

Na altura da infância, o peito cresce à medida que o bebé cresce. Os lóbulos são mais diferenciados e mais ramificados. Nesta idade, o tecido mamário é um agregado pequeno e uniforme com equimose moderada sob a auréola. A ultrassonografia mamária nos homens também tem uma imagem semelhante, mas na ginecomastia, a magnitude e a espessura das cópias glandulares podem ser vistas até ao aspeto de uma mama de mulher madura (25).

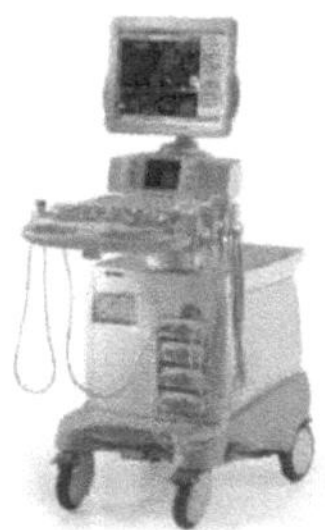

Figura 4: Ultrassonografia

Ultrassonografia mamária na puberdade e em mulheres jovens:

Desde a menstruação até cerca dos 20 anos de idade, a extensão da mama prolifera gradualmente. Durante este período, quase todo o parênquima da mama contém tecido glandular, adiposo e conjuntivo muito reduzido. Na ultrassonografia, eles são vistos como equimoses relativamente uniformes em algumas áreas separadas por divisões de tecido conjuntivo, e a camada gordurosa subcutânea e o espaço retromamário são muito finos e hipocondríacos. Nesta fase, a mamografia mostra uma apresentação mamária densa, pelo que a ecografia é muito útil na deteção de lesões espásticas.

Ultrassonografia da mama madura:

O eczema da equimose mamária no centro é ecologicamente piramidal e, no meio ambiente, é visto como placas de equimose, que é maior no quadrante superior externo, às vezes visto na região diagonal do ducto hipo particular, 1-2 mm de diâmetro. Na parte anterior e final da equimose glandular, há gordura. As camadas de equimose do ligamento de Cooper também se encontram no leite materno. A propósito, a quantidade de gordura no peito aumenta, mas o aspeto do peito não é uniforme.

***Ultrassonografia mamária durante a amamentação:**

Na altura da gravidez, a placa mamária está prontamente preparada para a amamentação; todo o tecido conjuntivo da mama é substituído por glandular. Gradualmente, a gordura subcutânea torna-se mais fina e os ductos mais espessos. Na ecografia, observam-se cópias glandulares excêntricas e espessadas, bem como ductos dilatados nos lóbulos. Durante a lactação, os ductos lácteos dilatados, o teor de gordura reduzido, cobrem a maior parte das cópias glandulares de toda a mama, mas reduzem o teor de glicose do eco em comparação com o tempo de gestação.

***Alterações mamárias no período da menopausa e posteriormente:**

A idade de aparecimento destas alterações varia de pessoa para pessoa. Nas pessoas submetidas a radioterapia ovárica, estas alterações ocorrem mais cedo e mais tarde nas pessoas submetidas a uma substituição da TRH. Gradualmente, as cópias glandulares da mama são absorvidas e preenchem toda a mama. Este preenchimento é observado nos manuscritos Hypo Eco distribuídos pela Cooper Ligand. Nestes casos, a mamografia é mais valiosa do que a ecografia na deteção de lesões mamárias. O consumo prolongado de corticosteróides faz com que o tecido glandular se transforme em gordura (25).

Técnica de ultrassonografia da mama:

Antes de iniciar a ecografia, a história da doente (motivos de encaminhamento, história familiar de cancro da mama, número de gravidezes, história de cirurgia ou terapia hormonal, resultado do último exame e mamografia e exame de ambos os seios) é muito útil.

Durante a ultrassonografia, o paciente deita-se de costas, dormindo na cama. Neste estado, o peso do dente estende-o até ao peito e diminui a espessura da mama. Para manter o peito levantado, os braços do doente são colocados debaixo da cabeça. Se o peito for grande, pode ser utilizado para colocar a almofada debaixo dos ombros do doente. Se se observar uma massa quística com nível de fluido no fluido ou fluido na gordura, ao mesmo tempo que se coloca a sonda na lesão, pode-se fazer com que a doente passe do estado de sono para o estado sentado ou vice-versa e avaliar a mobilidade real do conteúdo. A sonda de gel é colocada sobre a mama. Um dos pontos-chave da ecografia mamária é a utilização de um gel elevado. Na medida do possível, o ultrassom não deve ser interrompido para reutilizar o gel para evitar quaisquer artefatos causados por bolhas de ar.

A mama pode ser ecografada nas posições longa, transversal e radial, mas deve notar-se que todas as cópias da mama, incluindo uma cauda axilar, são cuidadosamente examinadas e não são obscurecidas.

Um dos métodos adequados para a realização da ecografia mamária é o início da ecografia a partir da inflamação da parte inferior da mama, em que a sonda de ultra-sons se desloca da superfície exterior da mama para o interior e, em seguida, do interior para o exterior, sendo cada vez igual a metade do diâmetro da sonda. Com este método, é possível observar duas vezes mais do que metade do diâmetro da sonda.

A pressão exercida pela sonda sobre a mama, ou na chamada ecografia de toque, melhora a imagem da imagem, além disso, mede a flexibilidade das massas. A pressão deve ser igual para todas as cópias da mama. Com este método, os manuscritos profundos são facilmente visíveis. Os tecidos saudáveis encontram-se normalmente num feixe, são comprimidos pela pressão da sonda e libertados para o estado original. Por outro lado, a compressibilidade e a mobilidade das massas são um dos factores que contribuem para a distinção entre massas benignas e malignas. Se a massa for observada, a sua localização na mama baseia-se no relógio e a sua profundidade e distância do mamilo baseia-se em centímetros.

Antes de iniciar a ecografia mamária, o TGC (ganho) deve ser ajustado. Para este efeito, o pé da mama é o melhor determinante.

A TGC deve ser ajustada de modo a que a gordura não seja demasiado visível para diferenciar entre as hipoecomassas e os citos. Para este efeito, o ultrassom mãos-livres tem ativamente mudado o TGC para a melhor posição. Para reduzir os artefactos causados pela absorção e pelo som refratário ao lidar com mamas não uniformemente reproduzíveis, as ondas sonoras devem ser agitadas verticalmente e deve ser exercida uma pressão uniforme sobre a mama (25).

Ultrassonografia da zona axilar:

Na ecografia da mama, a área axilar deve ser considerada. Para o efeito, são utilizadas sondas com alta frequência e campo próximo, como as sondas de 7 a 16MHz. Ao realizar a ecografia axilar, deve-se ter em atenção que a sonda está em contacto total com a pele e utiliza mais conteúdo de gel. A ecografia da região axilar é particularmente útil em dois casos. O primeiro é para investigar a possibilidade de gânglios linfáticos metastáticos no caso de massa suspeita na mama. Em segundo lugar, o estudo da recidiva do tumor após a cirurgia na região axilar e a comparação com os achados antes da cirurgia. É de salientar que a ecografia é preferível à mamografia no diagnóstico de gânglios linfáticos metastáticos pré-operatórios (25).

Indicações da ecografia mamária:

A ecografia mamária é o primeiro passo de diagnóstico do cancro da mama em mulheres com menos de 35 anos de idade. Além disso, nos casos em que a mama é densa e a mamografia não tem um elevado poder de diagnóstico, ou na doença fibrocística, é útil para detetar a massa provável. A ecografia como dispositivo auxiliar de diagnóstico nos casos em que a mamografia de uma massa ou densidade focal é utilizada para confirmar a existência de uma massa ou determinar a sua natureza. É de salientar que a ecografia não é atualmente utilizada para o rastreio do cancro da mama e, sobretudo a partir dos 40 anos, não deve de modo algum ser considerada uma alternativa à mamografia. Raramente, a ecografia pode ser utilizada para tranquilizar a paciente em mulheres de risco com menos de trinta anos.

Perigos dos ultra-sons:

*Queimar

*Rutura cromossómica

*Cavitação (25).

Elastografia:

A Técnica de Elastografia por Ultrassom é uma nova técnica de imagem que pode determinar quantidades quantitativas de algumas propriedades mecânicas, como a elasticidade dos tecidos biológicos. Esta técnica, proposta por Ophir et al. em 1991 com o objetivo de determinar as lesões benignas ou malignas do tecido mamário sem a necessidade de cirurgia do tecido, é semelhante à técnica de toque no princípio de que a rigidez do tecido pode ser determinada tumoralmente no tecido.

O parâmetro de rigidez da textura, que é uma função do coeficiente elástico do tecido e da sua geometria, não pode ser medido diretamente. Por conseguinte, deve ser utilizado um estimulador mecânico no tecido e, em seguida, utilizando a instrumentação, deve ser detectado o movimento interno criado no tecido; esta ferramenta pode ajudar na imagiologia por ultra-sons, na imagiologia por ressonância magnética ou noutros sistemas de imagiologia de diagnóstico que podem seguir com precisão movimentos muito pequenos no tecido. Os sonogramas contêm informações sobre a energia localizada da parte posterior dos componentes do tecido, as elastografias, imagens obtidas pela técnica de elastografia, informações sobre as tensões locais do tecido, os módulos de Young ou os rácios de Poisson.

Estes parâmetros de elasticidade, que determinam as propriedades mecânicas dos tecidos, geralmente não se correlacionam diretamente com os parâmetros de ultra-sons. Portanto, usando a elastografia, podemos encontrar novas informações sobre a estrutura interna do tecido e o comportamento do tecido contraído, que não podem ser obtidas usando a técnica de ultrassom. Em geral, a técnica pode ser usada para qualquer sistema de tecido que seja capaz de obter imagens de ultrassom, e uma densidade constante ou variável pode ser aplicada à sua faixa baixa. Na primeira aplicação da técnica de elastografia por ultrassom, elastogramas de tecidos mamários e musculares que estavam em seu ambiente natural, o diagnóstico foi obtido por Cespedes e colegas em 1993.Em 1994, Garra e colegas examinaram a eficácia desta técnica no diagnóstico de tumores mamários.

Os resultados deste estudo mostraram que os tecidos moles, como o tecido adiposo, aparecem como regiões brilhantes e os tecidos mais duros, como os tumores benignos e os tumores de cancro da mama, aparecem em áreas mais escuras nos elastogramas.

Comparando as imagens de ultrassom obtidas das amostras, alguns dos cânceres apareceram nos sonogramas como regiões acústicas sombreadas, enquanto nos elastogramas correspondentes eles apareceram como massas separadas com limites específicos. Também foi observado que os tumores tumorais nos elastogramas têm dimensões maiores do que os sonogramas correspondentes, enquanto os tumores benignos nos elastogramas e nos sonogramas correspondentes têm dimensões relativamente semelhantes. Esta caraterística do tecido canceroso é o resultado da reação desmoplásica do tecido mole que rodeia o tumor.

O cancro da mama é a segunda principal causa de morte por cancro nas mulheres. De acordo com os resultados de estudos realizados em doentes com cancro da mama, o melhor diagnóstico desta doença é aquele que é feito nas fases iniciais da doença, quando (1) o cancro não é invasivo e (2) o diâmetro da glândula cancerosa é inferior a um centímetro. Embora o progresso feito na mamografia tenha levado a um melhor diagnóstico do que o tecido mamário insalubre, agora é possível detetar tumores menores em mulheres jovens usando técnicas de mamografia em comparação com testes clínicos de mama ou tórax, mas Essa técnica ainda não é problemática, e cerca de quinze por cento dos cânceres de mama que são até tocáveis não são detectáveis por essa técnica, e essa porcentagem aumenta em mulheres jovens. Os resultados da investigação demonstraram que a combinação da técnica do toque clínico com a mamografia ou a ecografia pode aumentar significativamente a capacidade e a sensibilidade do diagnóstico do cancro da mama. Um dos maiores problemas da técnica de mamografia é a obtenção de imagens de radiografias densamente impressas. Infelizmente, nas mulheres com mamas mamográficas, o risco de cancro da mama é 1,8 a 6 vezes superior ao das mulheres da mesma idade, mas com mamas de baixa densidade na mamografia. A deteção de tecido danificado é mais difícil quando estes tecidos estão rodeados por tecido denso adjacente.

As aplicações clínicas desta técnica incluem a estimativa dos movimentos cardíacos e da função mecânica do coração, a avaliação patológica e da capacidade da parede dos vasos, a representação da calcificação das artérias e do tecido mamário, o diagnóstico da fibrose hepática e a avaliação das propriedades pró-elásticas dos tecidos moles.

Em suma, pode dizer-se que a técnica de elastografia por ressonância magnética é uma nova técnica de imagiologia que utiliza ondas sonoras transversais harmónicas de baixa frequência para criar uma deformação no tecido e que a técnica de elastografia ultra-sónica é outro método que utiliza ondas ultra-sónicas para estimar algumas propriedades A textura mecânica, tal como a rigidez, utiliza a quantidade de alteração devido à aplicação de uma força externa; Os resultados da investigação que examinam a técnica de elastografia ultra-sónica e as suas aplicações clínicas provam que esta técnica pode ser utilizada para testar toques não invasivos em áreas do corpo localizadas na parte inferior da pele e na profundidade dos tecidos. Com esta técnica, as representações não invasivas das propriedades elásticas de alguns tecidos ocorrem na localização natural do corpo. Com a ajuda de técnicas ultra-sónicas, é possível determinar os valores quantitativos de algumas propriedades mecânicas de alguns tipos de tecidos. Como resultado, com a ajuda deste método, muitos tumores benignos e malignos podem ser isolados em alguns tecidos do corpo sem a necessidade de separação de tecidos (30&310).

Imagiologia por Ressonância Magnética (MRI):

A ressonância magnética é uma técnica de imagem tomográfica que realiza secções de diagnóstico de diferentes regiões sem radiação ionizante. A preparação da imagem através de ondas de rádio ocorre para mover os protões nos tecidos de água e gordura que estão num campo magnético. A energia dos protões estimulados é libertada sob a forma de ondas de rádio e é representada pela unidade de imagem sob a forma de sinais eléctricos e depois na imagem. A fase de codificação de frequência permite determinar a localização exacta da reflexão da onda de rádio do manuscrito. Com esta informação, é possível reconstruir uma imagem transversal do corpo. A gravidade do tecido recebido de cada tecido depende do número de protões que contribuem para a formação do sinal, do tempo de relaxamento de T2, T1, e do tipo de sequência de imagem estimuladora de protões. Com base nos perfis de textura recolhidos pela sequência de RM, as imagens são designadas por PDW, T1W, T2W. Utilizando qualquer uma destas sequências, uma secção fixa da textura pode ser apresentada em diferentes contrastes.

A RMN é um método de diagnóstico auxiliar que é normalmente utilizado após a mamografia em caso de suspeita de resultados. Para além das aplicações de diagnóstico, está também a ser considerada a sua utilização como ferramenta de rastreio. Em particular, para mulheres jovens com história familiar de cancro da mama e com imagiologia mamária antes dos 40 anos de idade.

A técnica de RM mais eficaz na imagiologia mamária é a utilização de uma substância radical chamada Gadolínio / DTPA, que é injectada por via intravenosa no membro superior e aumenta a clareza e o contraste das imagens. A RM é capaz de mostrar massas anormais muito pequenas que geralmente não são detectadas por outros métodos. A RM também pode ser utilizada para examinar a extensão do cancro e o seu estádio, selecionar o tratamento adequado e continuar a acompanhar o tratamento. A figura 5 mostra uma vista geral da máquina de RMN (24&32).

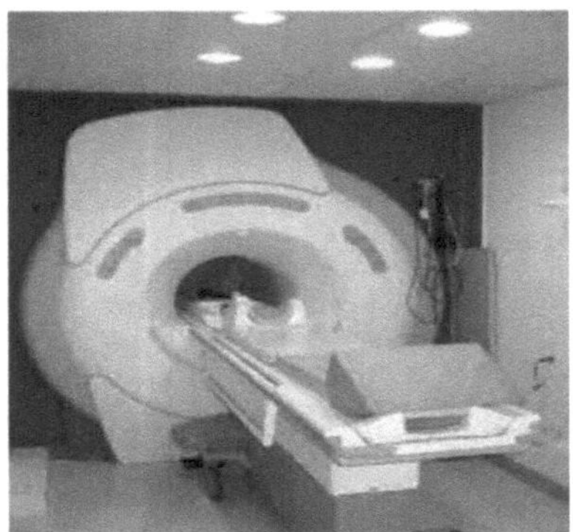

Figura 5: Aparelho de RMN

O que é a ressonância magnética da mama?

• A imagiologia por RMN é um método não invasivo e frequentemente indolor que ajuda o médico a diagnosticar uma doença e a escolher o método de tratamento correto.

• A imagiologia por ressonância magnética a partir de um campo magnético - ondas de rádio e de computador utiliza imagens de todo o corpo de um órgão - tecidos moles - ossos e outras estruturas corporais. A imagem resultante pode ser vista no monitor do computador ou impressa pelo médico. O importante é que a RM não utiliza raios X.

• A RM detalhada permite ao médico avaliar melhor alguns membros e, definitivamente, "doenças que são bem controladas por outros métodos de imagem, como a ecografia e a TAC".

• A ressonância magnética da mama é um método que dá aos médicos muita informação. Informação que não se encontra noutros métodos de imagiologia, como a mamografia ou a ecografia mamária, é um meio relativamente mais abrangente de detetar, diagnosticar e classificar o cancro da mama e outras anomalias do tórax. A utilização da RMN, juntamente com outras técnicas de imagiologia, tem sido fundamental para reduzir a mortalidade por cancro da mama (33).

A ressonância magnética da mama pode ser efectuada para os seguintes materiais:

• Uma avaliação mais exacta dos achados detectados pela mamografia.

• O diagnóstico primário do cancro da mama que não é feito por outros métodos, especialmente em mulheres com um tecido mamário congestionado e um elevado risco de desenvolver cancro.

• O rastreio é um bom método para as mulheres que têm implantes ou cicatrizes no tecido mamário que podem dificultar o diagnóstico mamográfico.

• Diferenciar entre tecido cicatricial e tecido tumoral

• Deteção de múltiplos tumores

• Decisões sobre cancros diagnosticados por mamografia ou ultra-sons que se espalham para outras partes do tecido mamário ou para a parede do tórax.

• Decidir se tem cancro após biópsia ou remoção de gânglios linfáticos

• Determinação do efeito da quimioterapia no doente

• Obter mais informações sobre o tórax afetado para obter melhores resultados de tratamento numa imagem de RM sem contraste:

• Densidade do tecido ósseo

• Quistos

• Desenvolvido em húngaro

• As fugas e a implantação de implantes mamários são bem detectáveis (33).

Benefícios e riscos da ressonância magnética da mama:

Benefícios:

• A RMN é uma técnica não invasiva e não envolve radiação.

• A RM fornece aos médicos informações completas e úteis nos casos em que outras técnicas de imagiologia não conseguem identificar e recolher dados.

- A RM permite detetar achados que não são identificáveis devido à sobreposição óssea.

- Os materiais de contraste utilizados na RMN, ao contrário dos agentes de contraste CTS ou da difração de raios X, não provocam reacções alérgicas.

- A ressonância magnética pode mostrar pequenas lesões mamárias que por vezes são removidas ou "perdidas".

- A RM pode fornecer imagens óptimas de mulheres jovens com tecido mamário denso, o que não é possível na mamografia.

- Uma vez que a ressonância magnética não tem radiação ionizante, pode ser facilmente utilizada em mulheres com menos de 40 anos de idade e a frequência do rastreio de mulheres com elevado risco de cancro é aumentada ao longo de um ano.

- Se houver suspeita de lesão numa RMN, esta pode ser utilizada como guia de biópsia (33).

Riscos:

- A ressonância magnética não representa frequentemente um risco para os doentes que seguem corretamente as recomendações do médico. A presença dos dispositivos médicos acima referidos provoca o mau funcionamento do aparelho e prejudica a obtenção de imagens. A injeção de agentes de contraste tem um risco muito baixo de reacções alérgicas e, caso ocorram, são muito ligeiras e facilmente resolvidas com a administração do medicamento. Por vezes, é possível ocorrer uma inflamação da pele na zona venosa. A fibrose do sistema renal dos doentes é rara em algumas das injecções, o que se crê ser devido à função renal deficiente destes doentes (33).

Restrições da RMN da mama:

- As imagens têm apenas uma qualidade de vida decente, e é fiável que o doente permaneça imóvel enquanto as imagens estão a ser gravadas.

- As pessoas muito obesas não podem entrar no primário da ressonância magnética.

- Embora ainda não existam provas dos efeitos nocivos da imagiologia por RM no feto, os efeitos de um campo magnético forte são ainda desconhecidos, razão pela qual não se recomenda normalmente a realização de RM em mulheres grávidas, exceto se for necessário.

- É sempre possível distinguir entre o tecido tumoral e o fluido corporal, e a RM não consegue detetar o cálcio no interior do tumor, sendo a deteção do cálcio limitada por este método.

- A RM requer mais tempo e dinheiro do que outros métodos de imagiologia.

A RM mamária nem sempre consegue distinguir o cancro da doença benigna da mama (33).

Importância da ressonância magnética:

A ressonância magnética é um método que dura há cerca de 50 anos. No entanto, durante esse tempo, houve muitas melhorias e foram atribuídos numerosos prémios Nobel a este tema. Por exemplo, o Prémio Nobel da Medicina de 2003, atribuído a Paul Nobler e Peter Mansfield, foi atribuído por trabalhos sobre a RMN. Paul Letterbur demonstrou que a aplicação do gradiente no campo magnético permite criar imagens bidimensionais. Em 1973, explicou como a adição de um gradiente magnético a um íman central permitiria a deteção de um tubo transversal em que a água normal está rodeada de água pesada. Nenhuma técnica de imagem consegue distinguir entre água pesada e água corporal. Peter Mansfield utilizou o gradiente no campo magnético para refletir com precisão as diferenças de ressonância.

Este foi o principal passo na criação de um método de visualização aplicado. Mostrou também como se podia conseguir uma alteração rápida do gradiente, o que se designa por EchoPlanerscanning. Esta técnica tem sido útil em aplicações clínicas na última década. O número do Prémio Nobel da RMN reflecte a importância desta questão. Este método fornece imagens de alta resolução dos órgãos do corpo, é atualmente muito utilizado em todo o mundo e pode substituir os métodos anteriores porque, de acordo com os nossos conhecimentos, não tem efeitos secundários (33).

O papel da RM no diagnóstico das lesões mamárias (MRM):

A utilização da RM no diagnóstico de lesões mamárias que requerem técnicas específicas é designada por mamografia por RM (MRM). A RM simples (ou sem infusão) na mama não fornece contraste suficiente para distinguir alterações malignas benignas, e não há contraste suficiente entre pequenas lesões malignas e tecido mamário glandular. São facilmente visíveis lesões maiores, especialmente no póster gorduroso, que são livres de mimetismo, facilmente reconhecíveis a um custo mais baixo. Consequentemente, a MRM simples não resolve o diagnóstico do cancro da mama e não é recomendada devido aos custos elevados. Por outro lado, o alto contraste entre a prótese da válvula glandular faz com que o diagnóstico de rutura mamária seja a principal aplicação da MRM simples. Atualmente, a MRM com o agente de contraste gadolínio. O novo método é utilizado para resolver problemas de diagnóstico mamário. Neste método, são examinadas várias secções de toda a mama antes e depois da excreção da lesão da mama (24 e 32).

Benefícios e limitações:

A sensibilidade da MRM para a deteção de carcinoma invasivo foi relatada até 100%, mas foi relatada uma sensibilidade diferente de 40% a 100% no carcinoma ductal, o que pode ser devido ao baixo número de casos examinados e aos diferentes tipos histológicos. Esta diferença é estatisticamente justificável.

Outra utilização da RM na deteção de cancro é em doentes com gânglios linfáticos metastáticos na região da axila e, com o diagnóstico patológico, é provável que a origem da mama possa ser projectada, mas não mamograficamente positiva.

Nos casos em que uma lesão maligna tenha sido recentemente diagnosticada através de uma biópsia por agulha ou biópsia, pode ser utilizada para encontrar outros locais de cancro na mesma mama ou na mama que a RM, o que é especialmente importante em mamas densas. A RM não é capaz de detetar calcificações - pequenas massas de cálcio - que podem ser um marcador de cancro, enquanto a mamografia é considerada uma ferramenta fiável neste aspeto.

Outro ponto é que a percentagem de falsos positivos é elevada e, em última análise, o seu elevado custo, em comparação com a mamografia, bem como a sua disponibilidade geral e o longo tempo de obtenção de imagens em relação à mamografia, reduzem a utilização global da RM como ferramenta comum para o diagnóstico do cancro da mama. Por conseguinte, nesta secção, foram descritos os princípios físicos e técnicos da ecografia e da ressonância magnética (RM) na imagiologia mamária, tendo-se verificado que a posição da ecografia é o primeiro passo para o diagnóstico da doença. Verificou-se também que a ecografia é muito útil na deteção de lesões quísticas numa mama densa. Por outro lado, o diagnóstico de cancro numa mama condensada de mulheres jovens por ecografia é muito mais fácil do que por mamografia. Assim, apesar da utilização extensiva deste dispositivo na deteção de massas mamárias, as tentativas de melhorar ainda mais as imagens de ultra-sons podem ser úteis para determinar o diagnóstico correto do cancro da mama. No entanto, a posição da mamografia no diagnóstico e rastreio do cancro da mama continua a ocupar um lugar especial (24&32).

Medidas de diagnóstico em lesões mamárias:

A crescente sensibilização das mulheres para as doenças da mama e a sua aceitação da mamografia de rastreio como diagnóstico precoce do cancro da mama aumentou o número de consultas médicas para medidas de diagnóstico e terapêuticas do cancro da mama.

Uma etapa importante do diagnóstico consiste em determinar o tipo de lesões da mucosa, o que se designa por biópsia. Em casos irrelevantes, devido ao facto de, através da visualização de imagens mamográficas, o acesso à lesão não-compostável durante a cirurgia não poder ser fácil e preciso, é necessário que a lesão seja determinada primeiro pelo mesmo método de imagem e depois com a ajuda do método de biópsia.

Uma vez que ainda não foi identificado um método para o isolamento de lesões benignas da doença maligna que possa ser equiparado à exatidão do exame histológico, é frequentemente necessário, antes de decidir escolher um tratamento, realizar testes de diagnóstico histológico antes da cirurgia ou da radioterapia ou a quimioterapia primária do método de tratamento deve ser definida com precisão. Por conseguinte, quando é observada uma massa, as suas propriedades são examinadas para a avaliação de malignidade, a fim de tomar uma decisão correcta sobre a necessidade de biópsia ou cirurgia (32).

Biópsia com agulha fina (PAAF):

É efectuada uma amostragem com agulha fina para fornecer algumas células do tecido mamário para exame celular. Deste modo, é possível distinguir facilmente outras lesões quísticas do sólido, exceto nos casos raros em que os quistos contêm materiais espessos e não absorventes. Neste método, é utilizada uma agulha delicada (21-25G).

A agulha é introduzida na lesão sob a orientação da mamografia ou da ecografia e, depois de garantir que a ponta da agulha entra na lesão, a agulha é movida várias vezes de forma rápida e firme para dentro da lesão (para a frente e para trás). Por vezes, o número de agulhas é aumentado para 20 vezes.

Seguindo os movimentos alternados no interior da massa, as células de tecido entram no tubo da agulha. A FNA pára quando se vê algum tecido na agulha. A PAAF tem muitas vantagens e, normalmente, é uma operação indolor e segura que utiliza agulhas delicadas. Para além de ter vários benefícios, este método tem problemas e limitações. Provavelmente a maior limitação da PAAF é a sua dependência do citologista, pelo que a falta de acesso ao mesmo dificultará a PAAF.

A melhor e mais fácil forma de realizar a PAAF com imagem é através de ecografia ou mamografia, o que faz com que o doente e o radiologista se sintam mais confortáveis e mais eficazes. Os resultados da PAAF com orientação por ultra-sons são muito melhores do que os resultados da PAAF com orientação mamográfica, exceto nos casos de microcosficações que são mais fáceis de detetar com a mamografia (32).

Biópsia de núcleo:

Este método é utilizado quando a massa é dura ou há dúvidas quanto ao diagnóstico de cancro. A experiência tem demonstrado que os resultados patológicos obtidos com agulhas inferiores a 16 G não são satisfatórios. Por conseguinte, recomenda-se a utilização de agulhas com diâmetros de 14 ou 16. O comprimento da amostra varia de 15 a 22 mm, consoante a agulha. As agulhas automáticas, que se assemelham a uma espingarda automática, são utilizadas premindo um botão e tanto a entrada da agulha como a sua deslocação para a frente são feitas rapidamente. No método de biópsia por agulha, que é normalmente realizado sob ultrassonografia ou mamografia, o primeiro passo é esterilizar e fazer um pequeno arranhão na pele onde a agulha é inserida, utilizando uma lâmina fina.

O ponto mais importante para a biopsia por agulha é a presença de um tecido maior e o exame patológico do que a PAAF, e que, em casos de malignidade, podem ser efectuadas investigações adicionais com amostras maiores (32).

Biopsia de excisão:

Em alguns casos, a cirurgia é utilizada para remover a totalidade ou parte da massa. A vantagem deste método é o facto de ser possível medir com precisão o tamanho do tumor e as suas características tecidulares.

Em alguns casos, se a massa for demasiado pequena ou estiver no meio de outros tecidos onde é difícil de localizar, será implantada de uma forma particular. Durante a cirurgia, a técnica de localização é utilizada por um fio. Nesta técnica, um fio especial de orientação por raios X é enviado para as massas e o cirurgião pode seguir a massa da ferida seguindo o fio (24).

Outro método consiste em injetar (azul de metileno) ou outros tecidos coloridos e carvão granulado. No entanto, estes métodos foram excluídos devido a problemas técnicos, nomeadamente a distribuição da cor (32).

Sistema avançado de biopsia mamária:

Neste sistema, é utilizado um dispositivo especial que suporta as flutuações da agulha para remover tecido da mama até 2 cm de diâmetro. Inicialmente, esperava-se que o sistema, com a retirada completa da lesão, fosse capaz de substituir o procedimento cirúrgico em lesões pequenas e não palpáveis detectadas por mamografia de rastreio , mas, na prática, houve problemas frequentes que limitaram a utilização deste sistema. Foram relatados casos de insucesso do tratamento pelo sistema ABBI devido a deslocação da massa durante colisões de sondas ou descolamento da peça após o desbaste do tecido e antes da excisão completa da mama, bem como complicações como hemorragias ao ponto de ser necessária sutura cirúrgica, hematoma e mesmo cicatrização da ferida, que levaram a uma redução da aceitabilidade do sistema (32).

Biópsia Técnicas alternativas de imagiologia:

1.   PET:

Este método é um dos métodos de diagnóstico precoce do cancro da mama e produz imagens com elevada resolução espacial da atividade bioquímica da mama. O consumo de glucose dos tecidos, o fluxo sanguíneo e o estado dos tecidos podem ser verificados por este método. Os resultados dos estudos preliminares são muito encorajadores a este respeito, e os resultados parecem ser mais bem sucedidos do que as mamografias tradicionais.

2.   Imagem por micro-ondas:

Este método foi criado principalmente devido a avanços significativos nos algoritmos de imagiologia, no hardware de micro-ondas e na capacidade de computação. Neste contexto, a utilização da imagiologia por micro-ondas é particularmente importante porque o tecido mamário é transparente aos impulsos de micro-ondas e apresenta um contraste significativo entre o tumor e o tecido saudável.

3.   Método de varrimento de impedância eléctrica (EIS):

O EIS recupera a condutividade e a permeabilidade eléctrica das massas para as distinguir.

4.   Imagiologia NIR:

Este método destina-se a examinar a concentração de sangue e de água no tecido. Os recentes desenvolvimentos no domínio da tecnologia de deteção de luz e o reconhecimento teórico da emissão de luz no tecido permitem a obtenção de imagens de tecidos espessos com mais de 10 cm através de luz dispersa.

5. Utilização de PEM:

A mamografia por emissão de positrões é uma técnica avançada, tal como a PET, capaz de distinguir entre tecidos saudáveis e cancerosos com base nas características fisiológicas das células.

No MEP, o radioiodo FDG, um composto semelhante à glucose, é utilizado para estudar o consumo de glucose e outras actividades bioquímicas. A geometria mais comum da PEM é a geometria paralela do plano, que consiste em duas placas paralelas do detetor, localizadas acima e abaixo da mama.

6. Termografia digital por imagem de infravermelhos (DU):

Esta técnica não tem sido bem desenvolvida devido aos problemas inerentes a esta tecnologia. Com a ajuda da tecnologia digital e informática, muitos dos problemas deste sistema, como a repetibilidade e a resolução espacial, são eliminados na medida do possível.

Este método baseia-se no princípio de que, devido ao facto de a atividade química e os vasos sanguíneos no tecido canceroso e no seu ambiente serem superiores aos do tecido saudável, isto faz com que a temperatura da superfície aumente na região da mama.

O DII utiliza detectores de infravermelhos ultra-sensíveis e computadores sofisticados para detetar, analisar e criar imagens de deteção de alta resolução. Ao contrário de outros métodos, este método não requer radiação ionizante para espremer o tecido mamário, nem contacto com o tecido ou injeção intravenosa, pelo que não representa um risco para a saúde dos pacientes. Os ecrãs para DII incluem uma abertura digital de infravermelhos com uma abertura de 240 x 320 pixéis e uma sensibilidade de até 0,05 ° C, uma gama de 7 a 12 microns, com um computador de alta velocidade e software com sistemas de arrefecimento e outros equipamentos, tais como assentos especiais, etc.

Uma das utilizações importantes desta técnica é a resposta a um tratamento contra o cancro, como a quimioterapia, bem como a observação das alterações hormonais que ocorrem durante o tratamento.

7.   Mamografia sintética:

Este método é um método de diagnóstico que utiliza material radioativo para a imagiologia de tumores cancerígenos. Após a injeção do material radioativo no método SPECT, é feita a imagiologia. Esta técnica é apresentada como um complemento à mamografia para pacientes com massas palpáveis ou mamografias suspeitas para ajudar na seleção correcta de pacientes para encaminhamento para biópsia.

Os materiais radioactivos utilizados nesta técnica incluem o tecnécio-99, o índio-111 e o tálio-210. Apenas o tecnécio tem aprovação da FDA. Esta técnica tem várias implicações clínicas significativas, incluindo:

*   Mamografias suspeitas ou massas palpáveis, a realização de mamografia tradicional nestes casos pode ser uma ferramenta para a seleção correcta das pacientes para biópsia.

*   Massas com baixo grau de malignidade.

*   Com uma recomendação para o seguimento da mamografia.

*   Tecido mamário denso que é difícil de avaliar com exatidão através da mamografia.

*   Avaliação de metástases linfonodais em doentes com cancro.

É de salientar que, atualmente, este método não é muito sensível à ecografia e à PET, pelo que não tem sido utilizado como ferramenta clínica.

Apesar dos numerosos métodos de imagiologia mamária, ainda não existe uma alternativa definitiva à biópsia, e a mamografia continua a ser utilizada como padrão dourado, porque é necessário substituir um método em vez do método antigo, para obter melhores resultados e para ser mais preciso, ou então, o Falso positivo Falso negativo é menor, o que ainda não é tecnicamente possível tendo em conta estas considerações económicas (24).

A maioria dos tumores da mama e uma percentagem significativa dos seus cancros são descobertos pela própria doente. Naturalmente, esta proporção é mais elevada nas sociedades em que não existe um programa de rastreio e é mais necessário que as mulheres façam um exame mamário adequado e que os médicos façam também um exame mamário como parte dos programas médicos de rotina para as mulheres.

Antes de iniciar um exame mamário, deve assegurar-se que é fornecida luz adequada para uma observação exacta. Com luz suficiente, aparecem pequenas e delicadas alterações na cor e na estrutura da mama e a sua pele é examinada com maior precisão (32).

Exame com um olhar:

A primeira fase do exame mamário é um olhar. Nesta fase, enquanto o paciente está sentado, com as mãos penduradas em ambos os lados do corpo, ambos os seios são vistos em termos de tamanho, forma, forma, cor da pele, veias e lesões visíveis. Nos seios grandes e caídos, o peito deve ser levantado com as pontas dos dedos e ver a parte inferior e os lados. É de notar que a mama tem naturalmente uma forma convexa a pandólica ou cónica, e por vezes mais pequena que a outra.

A superfície da pele do peito deve ser macia, lisa e não demasiado alta. Puxar a pele para o interior e a sua inclinação são sintomas de tração e contração dos tecidos, que podem ser devidos a doenças malignas. As alterações do tórax na forma externa da mama são melhor observadas em comparação com as duas mamas. As erupções cutâneas e outros achados que há muito não são afectados e muitas vezes não são afectados pelo toque são menos importantes, mas é importante observar alterações em lesões antigas ou o aparecimento de novas lesões. A rede venosa pode ser visível através da pele, o que se verifica em pessoas mais obesas e, em caso de simetria, não é preocupante. Se as veias superficiais da mama estiverem dilatadas num dos lados, é uma indicação de aumento do fluxo sanguíneo mamário, o que é por vezes observado em lesões malignas (32).

Toque do peito:

Os seios e a axila devem ser examinados e tocados. Em primeiro lugar, o doente, na posição sentada, coloca ambos os membros superiores livremente em ambos os lados do corpo. Com a ponta dos dedos, o tecido mamário deve ser espremido e encostado à parede torácica.

No peito grande, colocar uma mão por baixo do peito e outra mão sobre ele. Deslizar a ponta escorregadia dos dedos. A mama é comprimida e tocada entre as duas mãos. Uma vez que a maioria dos cancros da mama no quadrante superior são externos, o toque dos seios axilares é de grande importância. Para tal, na posição sentada, enquanto as mãos estão acima do abdómen, toca-se o tecido mamário no bordo exterior do músculo peitoral maior entre o polegar e o dedo indicador. A figura 6 ilustra este procedimento:

É necessário respeitar um padrão uniforme no toque de uma mama para garantir que esta é totalmente examinada em diferentes áreas. A auréola e a ponta de cada mama devem ser tocadas separadamente e devem ser consideradas se houver alguma secreção. O tecido mamário é aglomerado nas mulheres idosas e tem uma consistência elástica, mas deve ter-se em conta a variedade do tecido mamário natural nos diferentes indivíduos. Examina-se o mamilo apertando-o entre o polegar e a seringa e observa-se também a provável secreção do mamilo. O toque deve ser efectuado com delicadeza para evitar danos nos tecidos. Se houver uma secreção do mamilo, esta deve ser tida em consideração e a massagem radial deve determinar qual a parte que inicia a secreção. Para o toque da axila, o doente é primeiro colocado na posição sentada. O membro superior é colocado ao lado do corpo do doente e o cotovelo está em posição de flexão, o antebraço é agarrado com a mão oposta e, na posição correcta, a axila é tocada. Com as solas dos dedos, enquanto se empurra o tórax, toca-se a cavidade axilar até ao fundo. Os gânglios linfáticos não são normalmente palpáveis nos adultos, mas podem ser causados por lesões inflamatórias ou malignas. O procedimento de toque para o exame de mamas grandes é igualmente ilustrado na Fig. 7 (32).

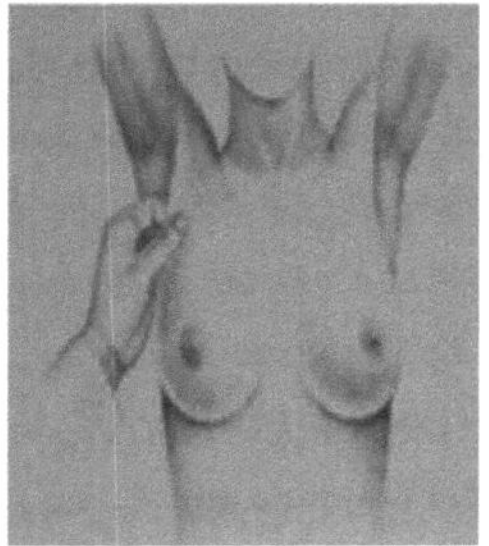

Figura 6

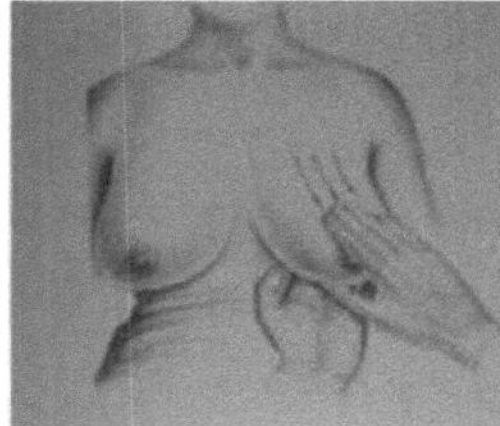

Figura 7: Procedimento de toque para o exame de mamas grandes

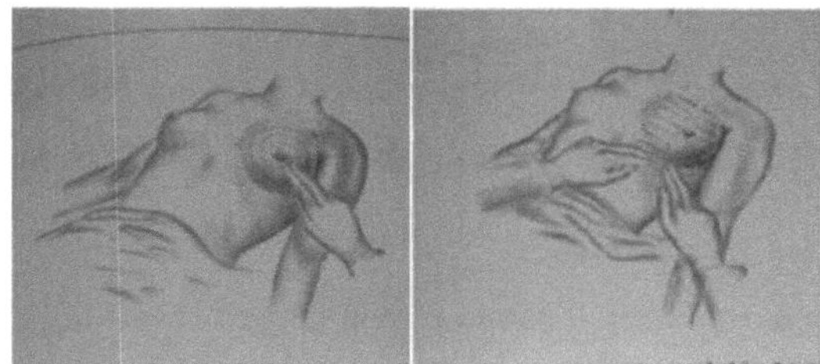

Figura 8: Métodos típicos de toque do peito, A: Método circular B: Método laminaposterior

Exame da mama pela paciente:

O exame mamário da doente deve ser efectuado uma vez por mês, para que a doente se familiarize com o aspeto da sua mama. Esta familiaridade fará com que qualquer pequena alteração ocorra nos exames mensais. A base para o exame da mama pelo indivíduo é encontrar qualquer mudança no que foi considerado normal até agora. No ciclo menstrual, a melhor altura para um exame mamário por uma pessoa é 2-3 dias após o fim da menstruação. Nesta altura, a mama apresenta a menor sensibilidade ou inchaço durante o ciclo mensal. Não existe um dia específico para as pessoas, mas para a precisão da ação, a escolha de um dia no mês, como o primeiro dia do mês, pode ser o critério para os controlos mensais (32).

- Como é que o exame mamário deve ser efectuado pelo indivíduo?

1- Primeiro, a frente do espelho está em posição de pé e a mama é examinada para detetar sinais anormais, como secreção do mamilo, extensão para o interior e alterações da pele, e depois, enquanto os músculos do peito estão a encolher, são consideradas quaisquer possíveis alterações.

2- Olhando para o espelho, as mãos ficam para trás e fazem força para encolher os músculos.

3- Em seguida, colocar as mãos firmemente nas articulações das coxas e inclinar-se em direção ao espelho e puxar o sinal e o cotovelo para a frente para ver as alterações no peito.

4- Levantar a mão esquerda e examinar a mama sob uma ligeira pressão, de forma minuciosa e cuidadosa, sem retirar as mãos da mama, com 3 ou 4 dedos à direita. É aconselhável começar pela margem exterior da mama e puxar os dedos até ao mamilo. Este procedimento deve ser repetido para o seio oposto. Esta parte é feita de preferência debaixo do duche.

5- Entre os dois seios e a axila, tocar a rigidez ou a massa provável.

6- Tornar o mamilo muito elegante, procurar a possibilidade de secreção do mamilo.

Estes passos são apresentados na Figura 9.

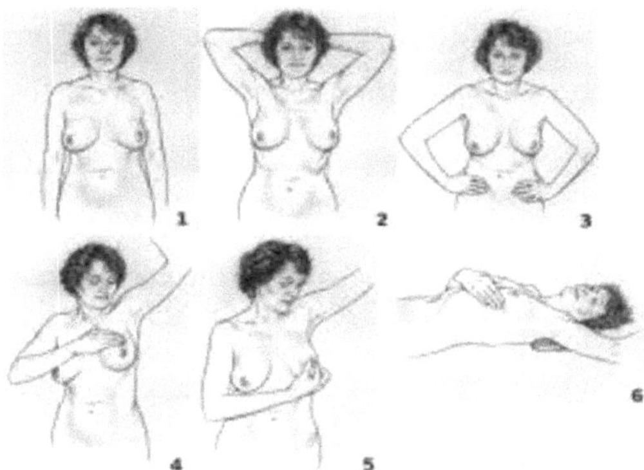

Figura 9: Diferentes fases dos exames mamários efectuados pela paciente

Tumores benignos e malignos no cancro da mama:

A presença de tecido concentrado é geralmente designada por massa. As massas têm geralmente três características importantes que são ilustradas e examinadas mais pormenorizadamente na mamografia:

1. Massa: Na análise de massa, não existe geralmente uma forma identificada para as massas, uma vez que os tumores benignos e malignos são descritos a partir de um ponto e crescem à volta da periferia.

*As formas redondas, ovais e lobulares, que têm normalmente bordos distintos, são os sintomas benignos gerais, sendo, de facto, o limite das massas e não a forma do tumor que determina o carácter benigno ou maligno.

*As formas desordenadas são inclusive perturbadoras porque têm um limite incerto e estão sujeitas a ataques aos tecidos adjacentes. Muitas vezes, no entanto, os casos benignos também deixam limites incertos.

Anomalias estruturais que causam formigueiro na formação dos tecidos, bem como rugas e torções dos tecidos. Isto é importante porque o cancro é normalmente encontrado em níveis normais. Neste caso, é necessário obter imagens suficientes para obter o resultado, porque pode levar a uma biópsia.

* Formas especiais como ductos dilatados e gânglios linfáticos intramusculares são pouco preocupantes.

2.   Bordos: A análise das margens é, de facto, as características da área limite entre a massa e o tecido circundante. É importante notar que os cancros invasivos geralmente atacam e dispersam os tecidos adjacentes.

*   Nalgumas massas, o limite das massas tem flutuações e ondas muito pequenas, que, numa imagem sem ampliação, podem parecer bordos bastante distintos. Isto é muito importante porque, na maioria dos casos, as massas são malignas e é necessário efetuar uma biopsia.

*   Algumas massas têm forma de agulha. Estas massas são conhecidas pelas linhas radiais que se ramificam nos seus bordos. Embora muitas delas sejam cancerosas, raramente se devem a lesões ou a cirurgias antigas.

3.   Densidade: Cancro devido à dureza e resistência à compressão. Têm muita densidade e são normalmente mais densos do que os tecidos circundantes. As massas cancerosas nunca são tecido adiposo (transparente), mas podem conter alguma gordura.

Todos os itens acima referidos são relatados pelo radiologista, para além das características físicas e corporais. No entanto, em muitos casos, o diagnóstico não se baseia nas características visuais das imagens, e muitos casos referenciados para biópsia devem-se simplesmente à incapacidade de diagnóstico. Por isso, a utilização de outras características das imagens não vistas pelo médico ou radiologista e encontradas através de cálculos complexos pode ajudar a distinguir entre casos benignos e malignos.

Finalmente, após a deteção da massa maligna e a identificação das suas características histológicas, o médico toma a decisão sobre o tipo de tratamento. A melhoria da qualidade das imagens fornecidas pela mama ajuda a minimizar o encaminhamento para biópsia (32).

Capítulo 3 Métodos de tratamento do cancro da mama

Métodos de tratamento do cancro da mama:

O tratamento do cancro inclui um conjunto de estratégias para destruir, controlar ou remover o tecido canceroso primário ou avançado. A variabilidade e a extensão do cancro ao longo dos últimos anos levaram ao desenvolvimento de várias terapias. Consoante o tipo, a localização, a progressão, a extensão da doença e o estado do doente, é utilizada uma combinação de diferentes métodos de combate ao cancro. De um modo geral, os tratamentos dividem-se em duas categorias:

* Tratamentos tópicos: Tratam o tumor no seu local sem afetar outras partes do corpo.

A cirurgia e a radioterapia são exemplos de tratamentos tópicos. Estes tratamentos são incapazes de inibir o crescimento e a proliferação de muitas células.

* Tratamentos sistémicos: No tratamento sistémico, os medicamentos orais são injectados na corrente sanguínea para destruir e controlar as células cancerígenas em todo o corpo. Entre os tratamentos sistémicos contam-se a quimioterapia, a terapia hormonal e a bio-terapia (33).

Métodos de tratamento do cancro:

Cirurgia, Radioterapia, Quimioterapia, Imunoterapia, Terapia Hormonal, Psicoterapia e Terapia Espiritual. Nas lesões benignas da mama, utilizando os métodos de colheita de amostras por agulha, começa-se por assegurar a natureza tecidular da lesão. Depois, consoante o caso, é possível observar a lesão e controlá-la a intervalos adequados através de ecografia e mamografia, ou a oxidação da lesão através de cirurgia (34).

Cirurgia:

A cirurgia é geralmente o melhor tratamento para o cancro, uma vez que separa o doente da sua doença. A indicação mais importante do tratamento cirúrgico são as condições locais, mas a remoção incompleta de um tumor não cirúrgico reduz o tumor total e ajuda a tratar o resto do tumor. O papel da cirurgia no tratamento do cancro é o seguinte A biópsia é feita para o diagnóstico do cancro por patologia.

* Prevenção do cancro através da remoção de lesões que se tornam cancerosas mais tarde.

* Remoção de tumores locais (tratamento definitivo)

* A remoção de uma parte do tumor, tanto quanto possível, pode reduzir o tamanho da célula cancerosa. (Cirurgia paliativa)

* Remoção de metástases em suplementos sólidos, que por vezes ajudam a curar o tratamento definitivo.

* Evitar hemorragias, obstruções, feridas e dores

* Remoção de algumas outras glândulas devido aos seus efeitos hormonais (34).

Métodos cirúrgicos para lesões malignas da mama:

Nos casos em que a lesão cancerosa se limita aos gânglios linfáticos e aos gânglios linfáticos, é realizada uma intervenção cirúrgica na esperança de um tratamento definitivo do cancro.

Um estudo de 50 casos apresentados por Halsted, que tinha sido submetido a um cancro da mama radical (mastectomia radical) em 1894, indicou que pelo menos dois terços deles tinham cancro A mama foi afetada com um desenvolvimento localizado e, em 60% dos casos, houve sinais clínicos de linfadenopatia lombar.

Desde a década de 1970, com a tendência ascendente da cirurgia radical (MRM), a cirurgia radical da mama tem vindo a diminuir, atingindo o seu mínimo até 1981. Nesses anos, 20-40%, a cirurgia conservadora da mama foi aumentando gradualmente (34).

Procedimentos cirúrgicos recentes:

1. Mastectomia radical e radical alargada: Na mastectomia radical, os músculos peitorais e da mama são removidos e a parede torácica permanece nua. A mastectomia radical é uma mastectomia radical em que os gânglios linfáticos da mama também são removidos. Naturalmente, este método não é aplicado atualmente.

2. Mastectomia radical modificada: Neste método, que tem sido usado extensivamente na cirurgia da mama há muitos anos, o tecido mamário completo com os gânglios linfáticos axilares é removido continuamente por uma secção cirúrgica. A sobrevida de 10 anos com este tratamento foi maior nas pacientes com gânglios linfáticos negativos e houve menor probabilidade de recidivas localizadas.

3. Cirurgia conservadora da mama: A remoção do tumor primário enquanto o resto do tecido mamário é preservado é designada por uma variedade de nomes, incluindo remoção de parte da mama, remoção da secreção da mama, tilectomia e lumpectomia.

Os procedimentos cirúrgicos conservadores da mama serão sempre tratados com radiação após a cirurgia. Na radioterapia após a cirurgia da mama, para além da radiação mínima de cGy, são também irradiadas 450 radiações para toda a mama e uma dose de reforço no leito do tumor primário. Por conseguinte, a cirurgia conservadora da mama ou a cirurgia de preservação da mama será completada pela remoção extensiva do tumor primário e pela radioterapia total da mama, juntamente com a biopsia do gânglio linfático sentinela (32).

Cirurgia do gânglio linfático sentinela no cancro da mama:

Antes da introdução de uma biopsia aos gânglios linfáticos sentinela, aproximadamente em todas as doentes submetidas a mastectomia, o tecido linfático axilar era completamente drenado através de uma incisão separada. Apesar dos esforços para manter os vasos primários da região axilar e a rede neural arterial, o tecido evacuado e os gânglios linfáticos contêm gorduras, ductos lobulados, vasos sanguíneos e fibras neurais delicadas.

Em muitas doentes, nas fases iniciais do cancro da mama, o envolvimento dos gânglios linfáticos na região axilar não é proporcional ao tamanho do tumor. Segundo um estudo realizado ao longo de 15 anos, a ausência de gânglios linfáticos infectados pelo cancro da mama na axila não teve qualquer efeito no resultado do tratamento. No entanto, de acordo com vários estudos, continua a existir uma controvérsia sobre a necessidade de evacuar as glândulas lacrimais na região axilar. Uma vez que o risco de envolvimento da glândula lacrimal na região axilar é muito baixo em doentes com cancro não invasivo e cancro da mama, parece não haver necessidade de exalação completa nestes indivíduos (32).

Plano de tratamento com dispositivos de radioterapia estereotáxica:

A tarefa do sistema de plano de tratamento é determinar o número, a intensidade e o ângulo de radiação do feixe radioativo e a quantidade de doses transferidas para o tumor. O tratamento concebido pelo dispositivo pode ser revisto e melhorado por um médico, prestando atenção à forma como o doente é colocado numa máquina de TAC. Os detectores de imagem produzem a imagem radiográfica da operação. O sistema de orientação por imagem compara uma imagem em direto com uma imagem de TAC que identifica o tumor e o tecido circundante e fornece a localização do tumor. Esta informação é então transmitida ao dispositivo robótico do acelerador para estreitar o alvo. O braço robótico move o acelerador à volta do doente e coloca-o na posição calculada. Em seguida, é feita outra imagem radiográfica da operação e adaptada à localização principal do tumor, de modo a que, se for feito algum movimento, o braço robótico corrija a localização do acelerador. De imediato, o feixe é irradiado para o corpo do doente. Estes passos são repetidos em todos os pontos da radiação. O tempo de disparo e a correção da localização do acelerador demoram, no total, 7 segundos. Uma das principais desvantagens do aparelho é a limitação da quantidade de doses produzidas e do tempo. Se reduzir o tempo gasto e aumentar a taxa de dose de acordo com o tumor, melhora a tecnologia (32).

Dispositivo Gamma Surgical Knife:

A Gamma Knife é um aparelho de rádio estereotáxica desenvolvido há 40 anos por Lars Lexel, um neurocirurgião sueco. Durante estes anos, foram feitos muitos progressos neste dispositivo, mas o princípio básico do dispositivo é semelhante ao original. O modelo Leksell Gamma Knife 4c tem 201 fontes de cobalto localizadas numa superfície hemisférica no interior do corpo do dispositivo.

201 Os feixes de saída destas fontes que atravessaram o colimador estão centrados no dispositivo. A distância entre as fontes e o centro é de 40 cm. O diâmetro do feixe final depende do tipo de colimador utilizado e varia entre 3 e 18 mm. Os principais

componentes do dispositivo são:

1- - A parte radiada é constituída por um escudo hemisférico e um corpo principal

2- Cama móvel

3- 4 tipos de tampas de colimador, que regulam o tamanho do feixe de saída nos tamanhos 4, 8, 14 e 18 mm.

4- Peça de controlo.

As fontes do dispositivo são cápsulas de aço de 1 mm de diâmetro e 20 mm de altura, cada uma contendo 20 pilares de cobalto-60 por colimador primário com um diâmetro de 6,5 cm feito de liga de tungsténio e por colimador fixo com um diâmetro de 912 cm de chumbo e o calimador final com um diâmetro de 6 cm feito de liga de tungsténio e passaram através das suas tampas. Apresentam-se em feixes de 4, 8, 14 e 18 mm de diâmetro, consoante as suas tampas. A atividade total das fontes de cobalto-60 é de 6000ci (222TBq). Cada fonte tem cerca de 30Ci. No centro, uma esfera de água com um raio de 8 cm é da ordem de 3 yG / nim. Esta dosagem é metade do valor original após uma meia-vida do cobalto-60 (5,25 anos). Em 2007, foi introduzida a nova faca gama Noixefrpe com uma fonte de 192 Cobalto-60 e um desenho variável (34).

Dispositivo de faca cibernética:

Um dispositivo de faca cibernética é um sistema informático complexo que utiliza tecnologia de navegação de imagem em tempo real, empregando controlo informático robótico, para transmitir a dose de radiação para radioterapia. Uma faca cibernética foi criada a partir de um acelerador linear comprimido, que está ligado a um braço robótico controlado por computador, que irradia um grande número de feixes radioactivos com elevada precisão em várias direcções para o tumor. A tecnologia do navegador de imagem utiliza a interação da imagem interna do aparelho de raios X e a imagem anterior da TAC, onde a localização do tumor e do tecido saudável é especificada e comparada com a HO para o feixe em direção ao tumor com elevada precisão. Produz uma dose elevada no tumor e na área focada dos feixes; em contrapartida, o tecido saudável recebe a menor dose e é capaz de se reconstruir. A vantagem de uma faca cibernética é que este dispositivo não requer a utilização de um fixador esquelético, como é utilizado noutras rádios cirúrgicas. Este dispositivo pode ser utilizado para tratar tumores em todas as partes do corpo. Embora ainda não seja comum na cirurgia do cancro da mama, é provável que venha a ser utilizado no futuro (34).

Quimioterapia:

Planos de tratamento:

Atualmente, existem muitas estratégias para tratar e controlar o cancro utilizando a quimioterapia. A quimioterapia é, na verdade, a utilização de compostos citotóxicos isolados ou em combinação para tratar o cancro sistémico. A maioria destes compostos são medicamentos anti-proliferativos que afectam os tumores de crescimento rápido. Na quimioterapia, os médicos tentam controlar a massa do tumor com determinados medicamentos e inibir a propagação da massa sem perturbar a posição dos tecidos doentes e dos tecidos adjacentes. A quimioterapia pode ser utilizada para o tratamento e a cura do cancro, quer para prolongar a vida do doente, quer para aliviar as suas dores. A quimioterapia é uma das formas de tratamento do cancro ou do seu alívio temporário, através da utilização de determinados medicamentos designados por quimioterapia em termos médicos. Este tipo de tratamento também tem efeitos sobre as células e os tecidos saudáveis. A quimioterapia é um método comum no tratamento de doenças que destrói as células e, em particular, os microrganismos e as células cancerosas, utilizando medicamentos e produtos químicos. A quimioterapia, por si só, não se limita aos medicamentos utilizados para tratar as glândulas cancerosas, mas inclui também os antibióticos. A utilização de medicamentos químicos remonta à Índia antiga. Os indianos desenvolveram um sistema de medicamentos químicos chamado Auor-Voda, no qual alguns metais, juntamente com algumas plantas, eram utilizados para tratar uma vasta gama de doenças. Depois deles, e numa época mais próxima do nosso tempo, no século X, o médico iraniano Zakaria-Razi assinalou a utilização de substâncias químicas como o alúmen, o cobre, o mercúrio, o sal, o arsénico, o sal de amónio, o ouro, o gesso, a argila do solo, as ostras, o betume e o álcool para o tratamento de doenças comuns. A produção do primeiro medicamento de quimioterapia contra o cancro remonta ao início do século XX, mas não foi originalmente desenvolvido para este fim e não se destinava a ser utilizado como medicamento. Tratava-se de um gás mostarda utilizado como arma na Primeira Guerra Mundial.

Durante a Primeira Guerra Mundial e, sobretudo, durante a Segunda Guerra Mundial, foram efectuados estudos e observou-se que alguns indivíduos que inalaram acidentalmente este gás apresentavam uma queda acentuada dos glóbulos brancos no sangue, tendo sido levantada a hipótese de que, se o gás mostarda pudesse parar ou diminuir o processo de crescimento rápido na produção de hemácias, também poderia ter efeitos nas células cancerígenas. Assim, em 1941, Goodman e Gilman, no Yale Cancer Center, utilizaram-no pela primeira vez para tratar doentes com doenças hematológicas malignas. Estas experiências levaram a uma extensa investigação sobre casos semelhantes que poderiam ter tido tais efeitos sobre as células cancerígenas.

Apesar da utilização generalizada da quimioterapia, parece que esta, por si só, pode conduzir à cura definitiva em certos casos. Os efeitos secundários da quimioterapia dependem do tipo, do número e da duração do tratamento (34).

Tipos de medicamentos de quimioterapia:

A maior parte dos medicamentos de quimioterapia utilizados nas categorias seguintes incluem agentes alquilados, anti-metabolitos, anti-microbombustíveis, inibidores da topoisomerase ou antibióticos anti-tumorais. Todos estes medicamentos afectam a divisão celular ou impedem a síntese de ADN. Alguns novos medicamentos não entram no intervalo do ADN; estes incluem anticorpos monoclonais e novos inibidores da tirosina quinase, que atacam particularmente as células anormais de certos tipos de cancros. Além disso, alguns medicamentos são utilizados para controlar e modificar o comportamento das células tumorais sem atacar diretamente estas células; a terapia hormonal é um destes tipos de tratamento. Atualmente, existe um sistema de classificação e de codificação das substâncias quimioterapêuticas que as divide em grandes grupos, que discutiremos brevemente.

• Agentes de alquilação: Os agentes de alquilação formam bandas covalentes com muitos átomos ricos em electrões na célula. A reação mais importante deste grupo de fármacos é a reação com as bases de ADN das células, sendo que alguns fármacos têm uma função única e reagem com uma cadeia de ADN, enquanto outros têm uma função dupla e reagem com átomos em ambas as cadeias de ADN e provocam a ligação cruzada de duas cadeias de ADN. Se a lesão não for restaurada, a proliferação e a replicação celular serão interrompidas. Alguns dos medicamentos deste grupo incluem o Mustargene, a Ciclofosfamida, a Ifosfamida, a Cisplatina, a Paraplatina e a Oxaliplatina.

• Antimetabolitos: Estes fármacos impedem a divisão celular, inibindo a produção de ADN. O mecanismo de atividade do grupo destes fármacos, como o metotrexato, é através da forte ligação e inibição da enzima dihidrofolateredutase, que é uma enzima vital para o metabolismo do folato. O outro grupo de medicamentos, como o 5-FU, actua através da inibição da enzima TS que catalisa a síntese intracelular de timidina-5-monofosfato a partir do dUMP. A inibição desta enzima leva à desoxigenação do trifosfato de timidina e interfere com a síntese e a reparação do ADN. Alguns dos medicamentos deste grupo incluem o metotrexato, a 5-FU, a citarabina e a capsatina.

• Anti-Microtúbulos: Os microtúbulos são um órgão dinâmico e vital da célula danificado por uma vasta gama de medicamentos anticancerígenos. Os mais notáveis são os alcalóides da Vinca e os taxanos. Estes fármacos estão encerrados em locais específicos da tubulina e impedem a acumulação de tubulina nos microtúbulos (ou seja, a fase M do ciclo celular). Alguns dos medicamentos deste grupo incluem o Wayne Christine, o Wayne Blastine e o Paclitaxel.

• Inibidores da topoisomerase: estes inibidores incluem a podofilotoxina e as antraciclinas. As podofilotoxinas são derivados da planta utilizados para produzir dois fármacos citotóxicos otioscópicos . O mecanismo de ação destes fármacos consiste na interferência com a enzima topiouzomerase II, que agrega o complexo

ADN-topoisomerase, impedindo assim a célula de entrar na fase S (fase de replicação do ADN). As antraciclinas, ou antibióticos tumorais, ao inibirem o complexo ADN-topoisomerase II e a enzima heligase, acabam por provocar a destruição do ADN e a morte celular. Alguns fármacos deste grupo incluem a doxorrubicina, a daunorrubicina e a idarubicina (35).

Efeitos secundários da quimioterapia:

Os efeitos secundários da quimioterapia variam consoante o tipo de medicamento, e a resposta das pessoas submetidas à quimioterapia também é mais ou menos diferente.

Os efeitos secundários mais comuns da quimioterapia incluem: queda de cabelo, inflamação e ulceração oral e gengival, náuseas, vómitos, diarreia e, por vezes, obstipação, anorexia, sede, elevada excreção de urina, alteração da cor da pele e das unhas, inchaço, diminuição da libido, cessação da menstruação, fraqueza geral, sonolência, depressão, problemas relacionados com a injeção, dores esqueléticas, etc.

É de notar que nem todos os efeitos secundários listados são observados num doente e que a gravidade e o tipo se baseiam no tipo de medicamentos seleccionados. A duração do tratamento e as características do doente são diferentes. Um estudo realizado por investigadores do Rana-Farber Cancer Institute demonstrou que a quimioterapia agrava o risco de infertilidade nas mulheres com cancro da mama. É necessário um novo estudo para determinar o valor preditivo deste caso para a gravidez. A queda de cabelo é um dos efeitos secundários da quimioterapia na utilização de alguns medicamentos, mas a queda de cabelo depende também da duração do tratamento e da quantidade de utilização de alguns medicamentos. Nestas pessoas, a queda de cabelo é causada por danos na cebola do cabelo, e o fio de cabelo perde a sua resistência à lavagem, à pressão e à escovagem.

A queda de cabelo começa normalmente cerca de duas semanas após a primeira fase da quimioterapia e é geralmente reversível, sendo a regeneração do cabelo cerca de dois meses após o fim do tratamento.

A nível psicológico, este problema pode ter muitos efeitos negativos nos doentes, especialmente nas mulheres jovens (34).

***   O consumo de alho e a redução dos efeitos secundários da quimioterapia:**

Os investigadores descobriram que o consumo de alho reduz o risco de desenvolver efeitos secundários da quimioterapia em doentes com cancro da próstata e da mama, porque aumenta o efeito do medicamento de precaução utilizado em pessoas com cancro da mama sem exacerbar os seus efeitos secundários, pelo que a dosagem dos medicamentos de quimioterapia pode ser reduzida nestes doentes. Por outro lado, segundo os investigadores, a composição do ingrediente SMAC no alho com darksaxol reduz o crescimento dos tumores em 84%, o que é 37% superior à utilização do dodoxel isolado (34).

Imunoterapia:

Este grupo utiliza o seu próprio sistema imunitário para tratar o cancro, ou pode ser utilizado como um meio de reduzir os efeitos secundários de outros tipos de tratamento do cancro. Este processo é efectuado das seguintes formas:

*   Estimula o sistema imunitário a suprimir as células cancerígenas

*   Restabelece o funcionamento normal do sistema imunitário contra as células cancerígenas

*   Remoção ou paragem do crescimento das células cancerígenas

*   Promoção de um processo de crescimento celular saudável

*   Prevenir a propagação de células cancerígenas

Os medicamentos de quimioterapia só podem matar uma percentagem do total das células cancerosas. Por outro lado, a cirurgia não consegue remover a quantidade microscópica de células cancerosas do corpo no local do tumor primário, ou, quando o tumor é removido, algumas das células no local da ferida ficam ligadas. Muitas vezes, a fraqueza cirúrgica e a radioterapia devem-se a pequenas metástases microscópicas que não foram detectadas clinicamente durante o tratamento. Por este motivo, a quimioterapia e a imunoterapia são importantes para as pequenas metástases.

Acredita-se que a quimioterapia e a imunoterapia, logo após a cirurgia e a radioterapia, podem ser capazes de curar uma doença que tenha metástases muito pequenas. A quimioterapia não consegue eliminar grandes sobrenadantes, com uma pequena porção das suas células em crescimento e, por outro lado, nos grandes tumores, o poder de penetração do fármaco no tumor é muito baixo. A imunoterapia só consegue destruir o conteúdo microscópico de

o tumor e é agora eficaz quando se realiza a imunoterapia, na qual se perdem todas as células cancerosas clinicamente observadas.

Efeitos secundários:

Estes efeitos variam de pessoa para pessoa. Algumas pessoas podem sentir-se avermelhadas e inchadas na zona da injeção e podem também sentir efeitos secundários como dores nos ossos, perda de apetite e fadiga, ou mesmo anemia, tal como acontece com a gripe.

*   No tratamento do cancro da mama, a utilização de hormonas também desempenha um papel importante.

Quase metade das doentes com cancro da mama são dependentes de hormonas, ou seja, os seus receptores hormonais são positivos para as hormonas estrogénio e progesterona.

(ProgestronRecoptor = ER)

(Recoptor de Estrogénio = ER)

Nestas doentes, utilizamos medicamentos que substituem o estrogénio e ocupam os receptores. O mais bem sucedido destes compostos é o Tamoxifeno. Atualmente, são também utilizados novos compostos denominados letrozole e inibidores da aromatase (34).

Terapia hormonal:

Cientistas britânicos conseguiram tratar o cancro da mama sem recorrer à quimioterapia, utilizando um novo método hormonal. De acordo com os investigadores do Centro Britânico de Investigação do Cancro, nos tratamentos hormonais foram prescritos medicamentos que produzem estrogénio no ovário e que têm a mesma função que os medicamentos de quimioterapia. Neste método, as pacientes com cancro da mama que se recuperam com hormonas não correm o risco de infertilidade. No entanto, no método de quimioterapia, as mulheres que têm maior probabilidade de engravidar correm o risco de infertilidade. O estudo mostra que a percentagem de mulheres que fazem terapia hormonal em idade reprodutiva é muito inferior à das mulheres que fazem quimioterapia. Os medicamentos utilizados nesta terapêutica chamam-se Lhrh. O medicamento impede a produção da hormona levodina na hipófise. Esta hormona elimina a estimulação do ovário para produzir estrogénio, mas este tratamento ajuda o ovário a voltar à produção normal de estrogénio. Isto pode abrir novos horizontes para as mulheres que têm medo dos efeitos secundários da quimioterapia (34).

Radioterapia:

A radioterapia, ou radioterapia, é a utilização de radiações ionizantes para eliminar ou reduzir os tecidos cancerosos. A radioterapia tem uma natureza tecnicamente diferente e cerca de 50 a 60% dos doentes com cancro são inevitavelmente expostos a um tipo de radioterapia. Neste método, as células da área de tratamento (tecido alvo) são destruídas e o crescimento e a divisão são impossíveis devido a danos no ADN. Embora a radiação danifique as células saudáveis para além das células cancerígenas, a maioria das células saudáveis recupera a sua cura, e o objetivo da radioterapia é eliminar o máximo de células cancerígenas com o mínimo de danos nos tecidos saudáveis. Existem vários métodos de radiação com energia de penetração variável. Além disso, alguns métodos de radiação podem ser utilizados de forma cuidadosa e controlada para tratar uma pequena área de tecido sem danificar os outros tecidos e os órgãos circundantes, enquanto outros tipos de radiação são utilizados para áreas maiores.

Em alguns doentes, o objetivo do tratamento é destruir completamente o tumor e, noutros, reduzir o tumor ou diminuir os seus sintomas. Em cada doente, o tratamento é concebido de forma a proteger o mais possível os tecidos saudáveis. A radioterapia pode ser utilizada isoladamente ou em combinação com outras terapias para o cancro (quimioterapia ou cirurgia) (34).

Aplicações de radioterapia:

A radioterapia pode ser utilizada para tratar vários tipos de tumores, incluindo o cérebro, a mama, o colo do útero, a laringe, o pulmão, o pâncreas, a próstata, a pele, a espinal medula, o estômago, a leucemia e o linfoma (tumor do sistema linfático) e alguns tumores benignos. A quantidade de dose utilizada na radioterapia depende do tipo de tumor e do tecido ou órgãos expostos a danos. Para alguns tumores, a radiação ocorre em áreas não tumorais para evitar o crescimento de células cancerígenas. Esta técnica é designada por Radioterapia Preventiva. A radioterapia também pode ajudar a reduzir as dores do doente, como as dores causadas pela disseminação do cancro para os ossos ou outros tecidos do corpo. Esta técnica é designada por Radioterapia Paliativa. A radioterapia mata a célula com a sua radiação ionizante. Todos os tecidos são sensíveis à radioterapia, mas as células cancerígenas são mais sensíveis. A radioterapia é utilizada para tratar os tumores locais que são sensíveis. É claro que alguns tumores tópicos são tratados igualmente com cirurgia ou método de radioterapia e a escolha do método de tratamento deve ser avaliada de acordo com a experiência, disponibilidade, tempo e custo do tratamento, dados obtidos a partir da função pós-operatória do paciente, idade e estado geral. Por vezes, a radioterapia também é aplicada a um tumor que não pode ser tratado cirurgicamente, pelo que a cirurgia deve ser efectuada após a radioterapia. Os tumores sensíveis à radiação, como o seminoma, o disgerminoma do ovário e o tumor de Wilms (muitas vezes também é utilizada a quimioterapia), são constituídos por tecidos embrionários. A radioterapia também ajuda a reduzir o tumor na recidiva da doença. Estes tumores incluem os da mama, pulmão, ovário, tiroide, medula espinal e laringe. A radioterapia pode ser efectuada por um aparelho fora do corpo (radioterapia externa) ou por uma fonte de radiação dentro do corpo (radioterapia interna) ou por substâncias radioactivas dentro do corpo (radioterapia sistemática).

O tipo de radiação depende do tipo de tumor, da tolerância dos tecidos saudáveis à volta do tumor, da distância que a radiação tem de percorrer dentro do corpo, bem como do estado geral de saúde do doente, do historial da doença e se o doente vai utilizar outros métodos de tratamento, e de um conjunto de outros factores.

Na maioria dos doentes, é utilizada a radioterapia externa e, em alguns doentes, são utilizados os três métodos de radioterapia externa, interna e sistémica, combinados ou separados (34).

Radioterapia externa:

O raio X foi o primeiro tipo de fotão utilizado no tratamento do cancro. Dada a quantidade de energia, os raios X podem ser utilizados para eliminar células cancerosas desde a superfície da pele até às partes mais profundas do corpo.

Qualquer que seja a energia dos raios X, esta pode penetrar mais profundamente no corpo e atingir o tecido alvo. Os aceleradores lineares e a beta-terónica são dispositivos capazes de produzir raios X de alta energia.

A utilização destes aparelhos, que incidem sobre as células cancerosas, é designada por radioterapia externa. A radiação gama é outro tipo de radiação ionizante que tem o mesmo efeito que os raios X.

Estas radiações são emitidas por substâncias radioactivas como o cobalto 60, o rádio e o urânio durante o seu decaimento. Outro método de investigação consiste em deduzir a radiação de partículas na radioterapia. Este tipo de tratamento é diferente da radioterapia com fotões porque utiliza partículas atómicas rápidas para tratar os cancros locais.

Para este efeito, são utilizados dispositivos avançados para acelerar as partículas. Algumas partículas, como os neutrões, os peões e as partículas pesadas, transmitem mais energia do que os raios X ou gama ao longo das suas trajectórias, o que causa mais danos às células cancerosas. Nas figuras 10 e 11, apresenta-se uma vista do aparelho de radioterapia (34).

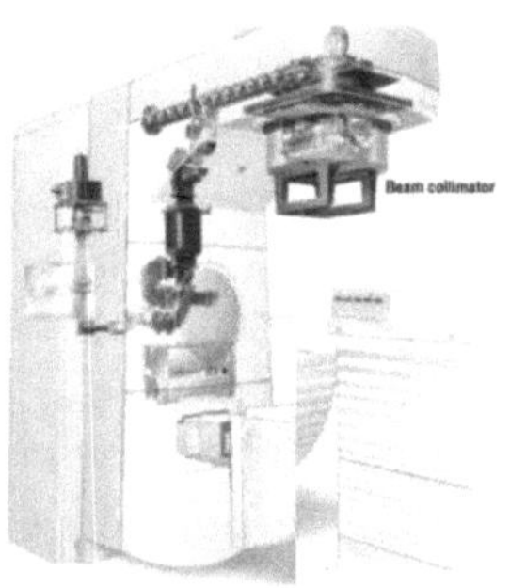

Figura 10: aparelho de radioterapia

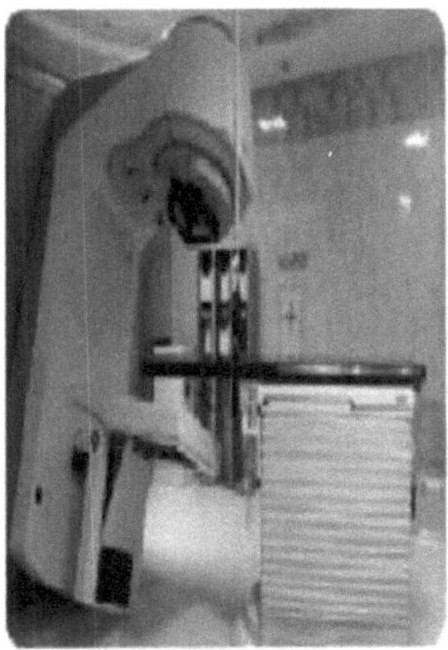

Figura 11: um aparelho de radioterapia externa

*** Aplicação da Radioterapia no Cancro da Mama:**

A radioterapia é normalmente utilizada após a cirurgia do cancro da mama, ou seja, quando na cirurgia a mama é mantida, a radioterapia também deve ser realizada.

A radioterapia é um método comum nos casos em que o cancro da mama se metastizou para a axila. A radioterapia externa é praticada com radiação gama, raios X e radiação de electrões ou fotões. Nos casos em que o cancro da mama se metastizou para os ossos ou para o cérebro, a utilização da radioterapia externa é útil para aliviar o estado da doente. Recentemente, um novo método para o tratamento da radioterapia no cancro da mama tem sido vulgarmente conhecido como Radioterapia Intra-Oposatina. Neste dispositivo, são utilizados tanto raios gama como raios X, mas ainda não foi provada a sua superioridade (34).

Método de tratamento com anticorpos:

A radioterapia sistemática é um novo método de tratamento em alguns tipos de cancro, tendo já sido realizados muitos estudos nesta área. Neste método, são recrutados agentes que podem ligar-se à proteína anormal das células cancerosas. Alguns fármacos utilizados no tratamento das células alvo são pequenas moléculas e agentes estimuladores de enzimas para as proteínas cancerígenas. Os anticorpos são proteínas específicas produzidas pelo organismo em resposta a antigénios conhecidos pelo sistema imunitário. Algumas células cancerígenas contêm antigénios especiais que estimulam e criam anticorpos específicos do tumor. Muitos tipos destes anticorpos são produzidos in vivo e ligados ao material radioativo. Este método é designado por marcação. Quando estas substâncias são injectadas no corpo, os anticorpos detectam ativamente as células cancerosas e eliminam-nas através da irradiação de material radioativo. Este método reduz o risco de danos nas células saudáveis. O sucesso deste método depende da deteção de material radioativo adequado e de uma dose de radiação eficaz e segura (34).

Inibidores dos vasos sanguíneos:

Estes inibidores impedem a formação de vasos sanguíneos nos tumores. Estas veias são responsáveis pelo crescimento e nutrição dos tumores. Um dos problemas dos medicamentos inibidores dos vasos sanguíneos é que muitos factores estão envolvidos na produção de vasos sanguíneos, mas estes medicamentos apenas eliminam um dos factores, enquanto os restantes factores se desenvolvem. Os problemas seguintes são o método de prescrição de medicamentos, a criação de sustentabilidade e atividade, bem como o alcance do alvo (tumor) (34).

Aparelhos de radioterapia externa:

Após a descoberta da radiação por Roentgen em 1895, a tecnologia de produção de raios X foi desenvolvida para a radioterapia. Os aparelhos de raios X estão a evoluir no sentido de criar um feixe de fotões ou electrões com energias mais elevadas e um feixe de maior intensidade, sendo agora o feixe transmitido através de um método baseado em computador ou por modulação. Nos primeiros 50 anos, o avanço da tecnologia de radioterapia foi muito lento e baseou-se principalmente em tubos de raios X e aceleradores de venografia. Com a invenção do dispositivo de aprisionamento terapêutico de Cobalto 60 por HJ Jones no Canadá no início dos anos 50, este dispositivo foi capaz de responder à radioterapia de alta energia e destacou-se na radioterapia durante muitos anos. Por outro lado, o avanço dos aceleradores médicos lineares diminuiu os dispositivos de cobalto 60 em radioterapia, sendo atualmente uma das mais importantes fontes de produção de radiação em radioterapia.

Além do acelerador linear, são utilizados outros tipos de aceleradores, como os microtrans e os β-neutrões, para gerar feixes de electrões e de raios X. Outras partículas energéticas, como protões, neutrões pesados, iões pesados e mesões neuromusculares, são todas criadas por aceleradores especiais, alguns dos quais são utilizados em radioterapia, embora a maioria dos métodos de radioterapia sejam utilizados por aceleradores lineares (35).

Feixe de raios X e dispositivo de raios X:

A energia utilizada nos raios X em radioterapia situa-se na gama de 110 a 50 meV e é produzida quando os electrões com energia cinética entre 10 keV e 50 mev são acelerados negativamente pelo alvo de um determinado metal. Uma grande parte da energia cinética dos electrões é transferida para o alvo e gera calor, e apenas uma pequena fração da energia dos electrões é convertida em fotões de raios X (35).

Dispositivos de armadilhagem:

Os dispositivos terapêuticos que utilizam fontes de raios gama para a radioterapia externa são designados por dispositivos de terapia de captura. Os principais componentes deste dispositivo são a fonte radioactiva - a câmara da fonte, juntamente com a câmara do feixe e o sistema de movimentação da fonte, e o dispositivo para criar o isocentro do penso do doente e o dispositivo de consola (35).

Plano de tratamento por dispositivos de armadilhagem:

A transmissão da dose desejada é prescrita por dois temporizadores de tratamento primário e secundário. O temporizador inicial controla o tempo do tratamento e o temporizador secundário actua como suporte do temporizador inicial em caso de avaria do temporizador inicial. Para determinar o tempo de tratamento, é necessário ter em conta um erro do obturador. O erro do obturador é o tempo que a fonte demora a passar da luz apagada para a luz acesa no início do tratamento, bem como da luz acesa para a luz apagada no final do tratamento.

Radioterapia por protões, neutrões e iões pesados:

A radioterapia externa é frequentemente efectuada por aparelhos que produzem raios X ou electrões. Em alguns centros de tratamento, a radioterapia externa é feita por partículas mais pesadas, como os neutrões gerados pelo gerador de neutrões ou pelo ciclotrão. Protões produzidos por ciclotrões ou sincrotrões. Partículas pesadas (hélio-carbono-nitrogénio-argónio-néon) produzidas por sincrotrões ou ciclotrões. Embora os equipamentos para a produção de protões, neutrões e iões pesados tenham custos muito elevados em termos de aparelhos e de manutenção, em comparação com os aparelhos de radioterapia convencionais, são atualmente muito utilizados em alguns centros. A redução do custo dos ciclotrões e dos protões pode levar a uma maior utilização do tratamento com protões no futuro (35).

Radioterapia durante a cirurgia:

Trata-se de um tipo de radioterapia externa com cirurgia. Este método é utilizado para tratar tumores concentrados que não podem ser completamente removidos ou em que existe o risco de recorrência. Após a remoção da totalidade ou da maior parte do tecido tumoral, é administrada uma dose elevada de energia diretamente no tumor durante a cirurgia. (Os tecidos saudáveis circundantes são ocultados por escudos especiais). O doente é hospitalizado após a cirurgia. Este método pode ser utilizado no tratamento de tumores da tiroide e do pâncreas. Este método está a ser investigado para tratar alguns tipos de tumores cerebrais e sarcoma pélvico em adultos (35).

Desta forma, a fonte de radiação é encerrada num pequeno invólucro chamado implante dentro do tumor, ou muito perto dele. Os implantes podem ter várias formas, como pequenos fios, tubos de plástico (cateteres), fitas ou granulados. Os materiais dos implantes são colocados diretamente no interior do corpo. Na radioterapia interna, o doente pode ter de ser hospitalizado.

A radioterapia interna é geralmente efectuada de uma das seguintes formas, cada uma das quais é descrita brevemente. Em cada método, são utilizados os implantes fechados.

As fontes de radiação utilizadas na radioterapia interna incluem isótopos radioactivos, como o iodo 131 e o estrôncio 89, fósforo, paládio, césio, irídio, fosfato ou cobalto, e muitas outras fontes que estão a ser consideradas.

Radioterapia intradérmica:

Neste método, o material radioativo é colocado no interior do tecido ou perto do tumor. Este método é utilizado para tratar os tumores do colo do útero, da próstata, cervicais, da mama, pélvicos e os tumores à volta do ânus. Na radioterapia externa da mama, pode ser administrada uma dose mais elevada (Boost) à doente, quer sob a forma de um método interno ou externo (35).

Radioterapia intraocular:

Desta forma, a fonte radioactiva é colocada no corpo por um aplicador. Este método é habitualmente utilizado no tratamento de tumores do útero. Os investigadores estão a investigar a variedade da radioterapia interna para o tratamento de outros cancros, incluindo o da mama, da bexiga, da boca e do útero.

- A radioterapia provoca contaminação radioactiva nos doentes?

Os doentes submetidos a radioterapia estão normalmente preocupados com a possibilidade de este tratamento produzir contaminação radioactiva no seu corpo. A resposta a esta pergunta depende do tipo de radioterapia utilizado. A radioterapia externa não provoca a exposição radioactiva do doente e, desta forma, o doente não precisa de se afastar de outras pessoas durante o tratamento. O paciente pode ser internado em radioterapia interna (Intradérmica, dentro da cavidade), que é feita com fontes radioactivas indesejadas. Neste caso, são necessárias projecções para proteger a exposição à radiação do pessoal hospitalar e dos visitantes. As fontes indirectas expõem radicalmente o ambiente que as rodeia. Por conseguinte, apenas a área à volta da fonte, e não todo o corpo, será radioactiva.

Na radioterapia sistemática, são utilizadas as fontes radioactivas directas que entram na corrente sanguínea. Algumas destas substâncias radioactivas são eliminadas do corpo através da saliva, do suor ou da urina e, enquanto a sua atividade não estiver concluída, o corpo é radioativo; por conseguinte, em alguns casos, são necessárias as garantias de proteção necessárias para as pessoas que estão em contacto próximo com o doente. O médico ou o enfermeiro serão informados se forem necessárias medidas de proteção contra as radiações.

Conceção do tratamento:

Devido à variedade de métodos de radiação, a conceção do tratamento é um passo primordial e importante para o tratamento de cada doente submetido a radioterapia. A quantidade e o tipo de radiação devem ser determinados antes da radioterapia. Se o doente for submetido a uma radioterapia externa, o radioterapeuta utiliza o método de simulação para determinar o alvo da radiação. Durante a simulação, o doente é colocado calmamente na cama e o intervalo de tratamento é determinado por simulação.

A simulação pode também incluir TC ou outras técnicas de imagiologia para ajudar o trabalho de radiação na conceção da radiação. As simulações podem levar a alterações na conceção do tratamento e, assim, a uma maior proteção do tecido saudável contra a radiação. Quando a simulação está concluída, a equipa de radioterapia decide a quantidade de dose necessária e a forma como esta deve ser administrada para o tratamento pretendido (35).

Sensibilizadores e protectores de radiações:

As sensibilidades e os protectores contra as radiações são substâncias químicas que alteram as respostas das células às radiações. As sensibilidades à radiação são medicamentos que tornam as células cancerígenas mais susceptíveis à radiação. Alguns destes compostos estão a ser estudados. Os protectores de radiação são medicamentos que protegem as células saudáveis dos danos causados pela radiação. Este material facilita a reparação de células não cancerosas danificadas. O Ami fostin é o único medicamento aprovado pela Food and Drug Administration (FDA) dos EUA como protetor contra as radiações (35).

Novos métodos de radioterapia:

A termoterapia (utilização de condições térmicas ou calor para tratamento) seguida de radioterapia é um campo de estudo. Os investigadores descobriram que a combinação de calor e radiação pode aumentar os níveis de resposta de alguns tumores. Também investigaram os anticorpos marcados para a transação da radiação para as acções tumorais, de forma direta e correcta, o que se designa por radioimunoterapia. Os anticorpos são um tipo especial de proteínas, que são produzidas pelo nosso corpo como resposta a antigénios (conhecidos como forrageadores para o nosso sistema imunitário). Estes anticorpos também podem ser produzidos in vivo em ligação com materiais radioactivos (através de um método chamado marcação). Estes materiais são injectados no corpo e procuram as células cancerígenas danificadas.

Este método pode reduzir ao mínimo o fator de risco para as células saudáveis. Neste método, o sucesso depende da identificação correcta do material radioativo, da determinação da dose eficaz e adequada. A utilização da radioimunoterapia está a ser estudada para alguns tumores como o fígado, o pulmão, o cérebro, a próstata e o tumor da mama (35).

Efeitos secundários da radioterapia:

O efeito secundário mais importante da radioterapia são as complicações cutâneas e as queimaduras da pele provocadas pela operação pretendida. No entanto, em 90% dos casos, as queimaduras são apenas uma alteração da cor da pele e raramente são queimaduras de primeiro grau. Por vezes, as queimaduras também ocorrem em taxas mais elevadas, o que tem uma prevalência muito baixa, pelo que os doentes não devem preocupar-se com este facto. Na nossa sociedade, o problema da radioterapia é a preocupação das pessoas com as queimaduras, mas com o aumento dos níveis de competência dos médicos e dos novos aparelhos, este problema ocorre raramente.

Outras complicações da radioterapia dependem da localização do tumor, como por exemplo, após a radiação nos tumores do abdómen, após algum tempo, os efeitos secundários observados, como diarreia, problemas digestivos e diarreia não são permanentes e são as causas da inflamação gastrointestinal após a radioterapia (35).

Conclusão:

O quinto fator é o cancro da mama, que é a causa de morte das mulheres em todo o mundo. O cancro da mama é uma doença complexa e multifatorial, caracterizada por factores genéticos e ambientais. Entre os factores que aumentam o risco de cancro podem citar-se a idade, o sexo, a história familiar, a obesidade, a alimentação, a raça, etc. Embora se conheçam muitos factores de risco para o cancro da mama, até à data ainda não se conhece uma etiologia precisa. O método mais comum de tratamento do cancro da mama inclui a cirurgia, a radioterapia, a quimioterapia e a terapia hormonal, etc. Embora os tratamentos de quimioterapia mais eficazes para o cancro sejam tóxicos, os efeitos da quimioterapia podem causar efeitos secundários, incluindo danos no fígado e nos rins, imunossupressão, vómitos, queda de cabelo, etc. No entanto, a lesão dos tecidos normais pelos medicamentos contra o tumor é a limitação mais importante para as pessoas com cancro da mama

Em geral, os métodos de prevenção e de tratamento são mencionados acima. O passo mais importante no cancro da mama é a prevenção, que é o principal passo na prevenção do cancro da mama.

Referência

1. Brunicardi F, Brandt M, Anderson D, Billiar T, Dunn D, Hunter J, Matthews J, Pollock RE, 2010. Schwartz's Principles of Surgery ABSITE and Board Review, 9th Ed. McGraw-Hill Professional, Nova Iorque.

2. Azinfar L, 2006. Improving the quality of mammogram images for early detection and detection of breast cancer in breast tissue, tese de mestrado, Faculdade de Engenharia Nuclear e Física, Escola Industrial Amir Kabir, 97 pp. (em persa)

3. Golan H, Srebrnik A, de Morentin H.M, Wohl Y, Brenner S, 2005. The normal and abnormal breast, *Sexuality, Reproduction and Menopause* 3, 31-36.

4. Akbari A, Razzaghi Z, Homaee F, Khayamzadeh M, Movahedi M, Akbari M.E, 2011. A paridade e a amamentação são medidas preventivas contra o cancro da mama nas mulheres iranianas, *Breast Cancer* 18, 51-55.

5. Movahedi Mohammad, Haghighat Shahpar, Khayamzadeh Maryam, Moradi Afshin, Ghanbari Motlagh Ali, Mirzaei Hamidreza, Akbari Mohammad Esmail , "Survival rate of breast cancer in Iran , A national study", apresentação em processo.

6. Smith R.A, Cokkinides V, Eyre H.J, 2006. American Cancer Society guidelines for the early detection of cancer, *CA: a cancer journal for clinicians* 56, 11-25.

7. Akbari ME, Cancro no Irão, 2008. Daralfkar Qom Publication Primeira impressão 234 pp.

8. Key T, Verkasalo P, Banks E, 2001. Epidemiology of breast cancer, *The Lancet Oncology* 2, 133-140.

9. Jemal A, Thomas A, Murray T, Thun M, 2002. Cancer statistics, *CA: a cancer journal for clinicians* 52, 23-47.

10. Jemal A, Bray F, Center M.M, Ferlay J, Ward E, Forman D, 2011. Global cancer statistics, *CA: a cancer journal for clinicians* 61, 69-90.

11. McPherson K, Steel C, Dixon J, 2000. ABC of breast diseases: breast cancer-epidemiology, risk factors, and genetics, *British Medical Journal* 321, 624646.

12. Sociedade Americana do Cancro. Breast Cancer Facts & Figures 2013-2014 [Factos e números sobre o cancro da mama 2013-2014]. Atlanta, GA.

13. Sadjadi A, Nouraie M, Ghorbani A, Alimohammadian M, Malekzadeh R, 2009. Epidemiology of breast cancer in the Islamic Republic of Iran: first results from a population-based cancer registry (Epidemiologia do cancro da mama na República Islâmica do Irão: primeiros resultados de um registo de cancro de base populacional), *Eastern Mediterranean Health Journal* 15, 1426-1431.

14. Laurance J, 2006. Os casos de cancro da mama aumentaram 80% desde os anos setenta, a independência Londres.

15. Ramezani R, 2007. Relatório anual iraniano de registo nacional do cancro. Teerão: Tandis publishing, 122 pp.

16. Sainsbury J, Anderson T, Morgan D, Dixon J, 1994. ABC of breast diseases, Breast cancer (ABC das doenças da mama, cancro da mama). *British Medical Journal* 309, 1150-1170.

17. Troup S, Njue C, Kliewer E.V, Parisien M, Roskelley C, Chakravarti S, Roughley P.J, Murphy L.C, Watson P.H, 2003. Reduced expression of the small leucine- rich proteoglycans, lumican, and decorin is associated with poor outcome in node-negative invasive breast cancer, *Clinical Cancer Research* 9, 207-214.

18. Chambler A, Drew P, Hill A, Darzi A, Monson J, 1995. Inflammatory breast carcinoma, *Surgical oncology* 4, 245-254.

19. Giordano S.H, Hortobagyi G.N., 2003. Inflammatory breast cancer: clinical progress and the main problems that must be addressed, *Breast Cancer Research* 5, 284-292.

20. Green F, Newbell B, 2007. Carcinoma inflamatório da mama, *The Journal for Nerse Practitioners* 6, 385-388.

21. Kleer C.G, van Golen K.L, Merajver S.D, 2000. Molecular biology of breast cancer metastasis Inflammatory breast cancer: clinical syndrome and molecular determinants, *Breast Cancer Research* 2, 423-429.

22. Katal Mohseni G, 2008. Diagnosis of Breast Cancer Based on the Use of Neural Networks, tese de mestrado, Faculdade de Engenharia Nuclear e Física, Universidade de Tecnologia Amir Kabir, 99 pp. (em persa)

23. Armstrong K, Eisen A, Weber B, 2000. Assessing the risk of breast cancer, *New England Journal of Medicine* 342, 564-571.

24. Singletary SE, 2003. Rating the risk factors for breast cancer, *Annals Surgery* 237, 474-482.

25. Programa nacional de controlo do cancro da mama na República Islâmica do Irão, Preparação e publicação do Dr. Rasoul waqah Mehdi, Universidade de Ciências Médicas de Shahrekord, janeiro de 2011.

26. Alá Verdi F, 2007. Análise e controlo do erro do sistema de desempenho da máquina de mamografia. Tese de mestrado, Universidade Islâmica Azad, Secção de Ciência e Investigação de Teerão, 88 pp. (em persa)

27. Masoumeh R, 2003. Controlo de Qualidade do Processo de Mamografia para Reduzir a Radiação do Paciente e Aumentar a Precisão do Trabalho, Tese de Mestrado, Departamento de Engenharia Nuclear e Física, Universidade de Tecnologia Amir Kabir, 97pp. (em persa)

28. Ophir J, Alam S.K, Garra B.S, Kallel F, Konofagou E.E, Krouskop T, Merritt C.R, Righetti R, Souchon R, Srinivasan S, 2002. Elastography: imaging the elastic properties of soft tissues with ultrasound, *Journal of Medical Ultrasonic* 29, 155-171.

29. Konofagou E.E, Ophir J, Krouskop T.A, Garra B.S, 2003. Elastography: from theory to clinical applications, *Summer Bioengineering Conference,* junho, pp. 25-29.

30. Guray M, Sahin A.A, 2006. Benign breast diseases: classification, diagnosis, and management, *The oncologist* 11, 435-449.

31. Fan L, Zheng Y, Yu K.D, Liu G.-Y, Wu J, Lu J.-S, Shen K.-W, Shen Z.-Z, Shao Z.-M, 2009. Breast cancer in a transitional society over 18 years: trends and present status in Shanghai, China, *Breast cancer research and treatment* 117, 409-416.

32. Ranjbar H, 2008. Photon activation therapy (photovoltaic therapy) Seminari, Mestrado em Engenharia Nuclear e Física, Universidade de Tecnologia Amir Kabir.

33. Sherbet GV, Lakshmi M, 1997. A Genética do Cancro: Genes Associated with cancer Invasion, Metastasis, and Cell Proliferation: Academic Press.

34. Bagherpour SK, 1992. Investigação da toxicidade de nanopartículas de cianocrilato de polibutilo activadas por ciano e carregadas com cisplatina em meios de cultura celular, Tese de Mestrado, Faculdade de Medicina, Universidade de Ciências Médicas e Serviços de Saúde de Babol, 97 pp. (em persa)

35. moghadam L, 2009. Produção de 187 e 188 rizos de radioisótopos, juntamente com um estudo estável dos complexos marcados com estes radionuclídeos e otimização da conceção da máquina de faca gama, tese de doutoramento, Faculdade de Engenharia Nuclear e Física, Universidade de Tecnologia Amir Kabir, 126 pp. (em persa)

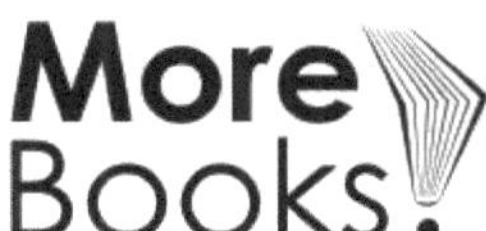

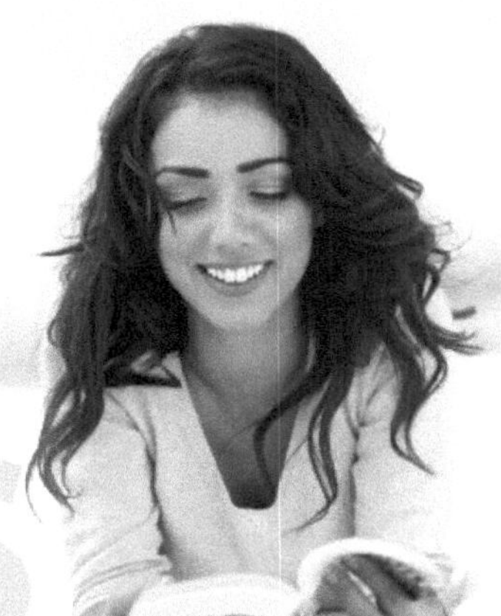

yes
I want morebooks!

Buy your books fast and straightforward online - at one of world's fastest growing online book stores! Environmentally sound due to Print-on-Demand technologies.

Buy your books online at
www.morebooks.shop

Compre os seus livros mais rápido e diretamente na internet, em uma das livrarias on-line com o maior crescimento no mundo! Produção que protege o meio ambiente através das tecnologias de impressão sob demanda.

Compre os seus livros on-line em
www.morebooks.shop

info@omniscriptum.com
www.omniscriptum.com

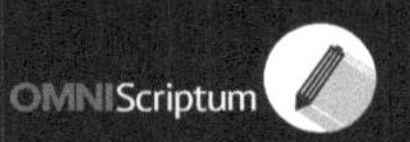

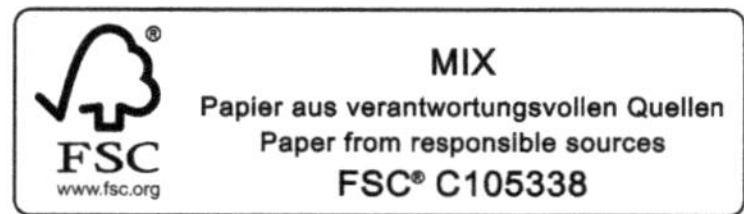

Printed by Books on Demand GmbH, Norderstedt / Germany